실라놀 시그니처
SILANOL SIGNATURE

**Midlife & Beyond:
Reboot Your Cellular Clock**

도서
출판 행복에너지

실라놀 시그니처

초판 1쇄 발행 2025년 10월 1일

지 은 이	성광모
발 행 인	권선복
편 집	권보송
디 자 인	서보미
마 케 팅	권보송
전 자 책	서보미
발 행 처	도서출판 행복에너지
출판등록	제315-2011-000035호
주 소	(157-010) 서울특별시 강서구 화곡로 232
전 화	0505-613-6133, 010-3267-6277
팩 스	0303-0799-1560
홈페이지	www.happybook.or.kr
이 메 일	ksbdata@daum.net

값 22,000원
ISBN 979-11-993921-4-4(13510)

도서출판 행복에너지는 독자 여러분의 아이디어와 원고 투고를 기다립니다. 책으로 만
들기를 원하는 콘텐츠가 있으신 분은 이메일이나 홈페이지를 통해 간단한 기획서와
기획의도, 연락처 등을 보내주십시오. 행복에너지의 문은 언제나 활짝 열려 있습니다.

실라놀 시그니처
SILANOL SIGNATURE

성광모 지음

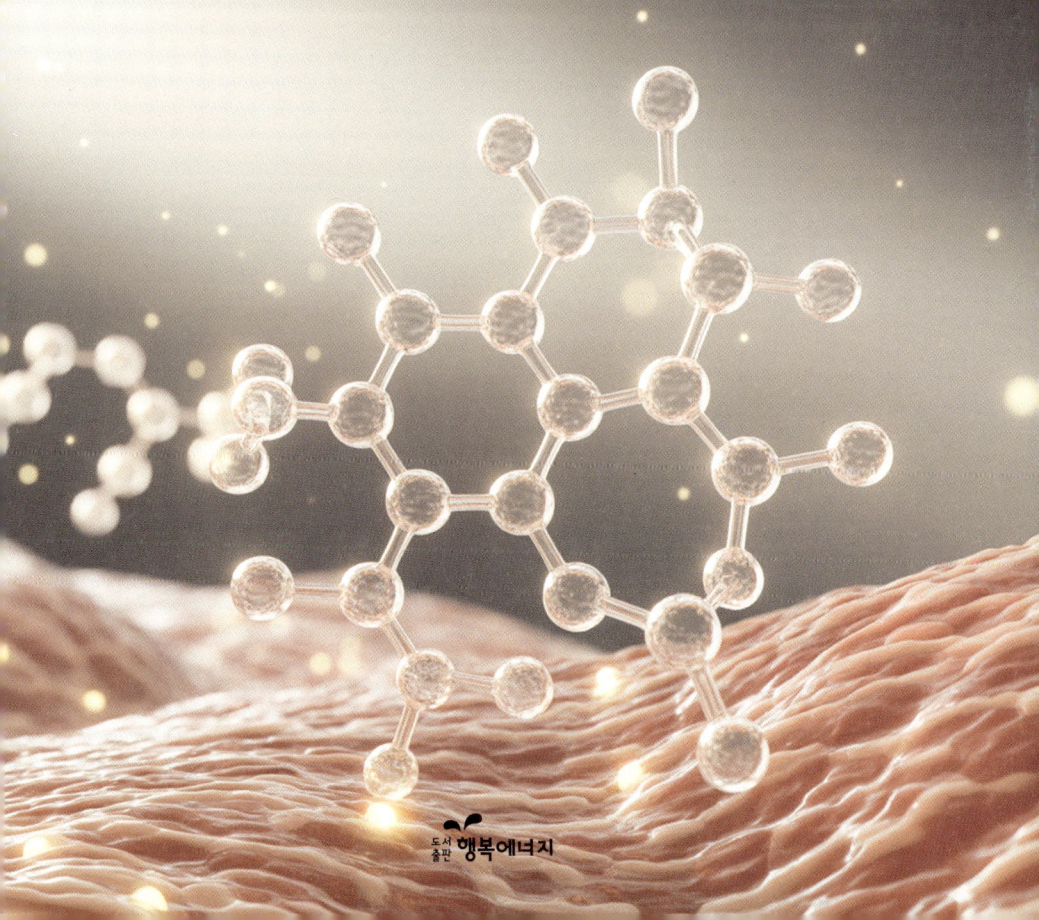

도서출판 행복에너지

시간을 되돌리는 열쇠, 실라놀 코드

거울 앞에 설 때마다 느껴지는 미묘한 변화.
피부의 결, 눈가의 주름, 예전 같지 않은 체력.
마치 모래시계 속 모래알처럼,
우리의 시간은 멈추지 않고 흘러갑니다.

**노화는 피할 수 없는 운명이 아니라,
되돌릴 수 있는 '선택'이 될 수 있다는 것.**

이 책은 그 믿음에서 시작되었습니다.
한 생애를 바쳐 규소와 실라놀을 연구한 사람의 집념,
수많은 실패를 견뎌낸 도전,
그리고 마침내 찾아낸 '세포의 시간을 되감는 열쇠'.

실라놀은 단순한 성분이 아닙니다.
세포 하나하나에 신호를 보내
잊혀진 회복력과 재생 능력을 다시 깨웁니다.
그 힘은 과학을 넘어,
잃어버린 웃음을 되찾아 준 어머니,
다시 달리기를 시작한 친구,
그리고 자신을 포기하지 않은 수많은 사람들의 이야기 속에서 증명됩니다.

노화는 피할 수 없는 종착지가 아니라,
다시 써 내려갈 수 있는 당신 인생의 새로운 장이라고.

오늘 이 순간, 당신이 이 책을 펼친 것은
그 장의 첫 문장을 쓰는 일입니다.

"나는 오늘, 다시 시작하기로 했다."

사랑하는 독자 여러분께

저는 오랜 세월, 작지만 위대한 물질 **'실라놀(Silanol)'**을 연구해 왔습니다.
실라놀은 단순한 화합물이 아니라, 우리 몸의 세포 구조를 지탱하고, 뼈와 피부, 혈관과 신경에 이르기까지 전신의 균형을 유지하는 핵심 분자입니다.

현미경 너머로 그 작은 분자의 움직임을 바라보며 저는 깨달았습니다.
실라놀은 마치 보이지 않는 설계자처럼, 우리 몸이 스스로 재생하고 회복하는 과정을 설계하고 조율합니다.

저는 실라놀을 **'생명의 서명(Signature)'**이라 부릅니다.

이 책 **『실라놀 시그니처』**는 과학자로서의 치열한 연구 기록이자, 한 인간으로서 건강과 회복에 대해 나누고 싶은 약속입니다.

실라놀은 세포의 회복력과 인체의 건강 수명을 연장하는 데 중요한 열쇠이며, 오늘의 나와 내일의 우리를 바꾸는 힘을 지닌 존재입니다.

이 책을 통해 독자 여러분이 실라놀의 과학적 원리와 응용 가능성을 이해하고, 그것이 우리의 삶과 건강 속에 어떻게 스며드는지 발견하길 바랍니다.

작은 호기심이 큰 깨달음으로, 그리고 더 나은 내일로 이어지길 바라며, 이 책에서 여러분과의 새로운 여정을 시작합니다.

2025년 가을을 기다리며
저자 성광모 드림

▸ 개요
Overview

'실라놀 시그니처'는 규소 기반 분자인 실라놀(Si-OH)의 항노화·재생 효과를 중년(40-65세)부터 시니어 세대에 이르기까지 적용하는 통합 웰니스 전략을 다룹니다.
실리콘이 아닌 '실라놀'이라는 미량원소의 잠재력을 과학·비즈니스·라이프스타일 관점에서 해부하여, 독자가 자신의 '세포 시계'를 재부팅할 수 있는 구체적 방법을 제시합니다.

▸ 타깃 독자
Target Readers

- 40-65세 자기 관리·웰니스 관심층
- 65세 이상 액티브 시니어 및 가족 케어 담당자
- 헬스케어·식품·더마코스메틱 업계 기획자·R&D·마케터
- 바이오테크 스타트업 창업자·투자자

▸ 기대 효과
Expected Outcomes

- 독자는 실라놀 기반 건강 전략을 일상에 적용해 세포 노화를 지연시킬 수 있습니다.
- 기업·창업자는 시니어+중년 융합 시장을 겨냥한 제품·서비스 기획 인사이트를 확보합니다.
- 투자자·정책 입안자는 장수산업의 성장 가능성과 규제 맵을 이해합니다.

▸ 책제목 적합성 평가   Suitability as a Book Title

· 직관성
실라놀과 시그니처 두 단어만으로 핵심 주제(소재+정체성)를 함축하여 기억하기 쉽습니다.

· 세대 포용성
특정 연령대를 지칭하지 않아 중년과 시니어 모두 포괄합니다.

▶ 제목 해설
Title Rationale

· **실라놀(Silanol)**
인체 필수 미량원소 규소가 물과 만나 형성하는 활성형.
콜라겐 합성·뼈 건강·항염 증진에 핵심적인 역할을 합니다.

· **시그니처(Signature)**
'고유한 표식·정체성'을 의미해 실라놀이 장수 전략의 핵심
DNA임을 강조합니다. 동시에 브랜드 확장성을 내포하여 추
후 제품·서비스와의 시너지 효과를 노릴 수 있습니다.

▶ 핵심 메시지 요약
Key Messages

 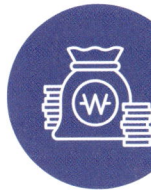 

예방적 항노화
40대 이후 실라
놀 보충의 '골든
타임'을 강조.

활력 경제력
중년층의 웰니스
소비력과 시니어
시장을 동시에 겨냥.

세대 브리지
가족 단위의 건강
관리 모델로 공감
스토리텔링 강화.

· **브랜딩·확장성**
시그니처 개념은 후속 시리즈, 제품 라인업 등으로 자연스럽게 연결 가능합니다.

· **검색 용이성(SEO)**
'Silanol' 자체가 희소 키워드라 온라인 검색 투명도가 높습니다.

· **국제 시장 호환**
한글·영문 병행 표기로 해외 판권·강연에서도 활용도가 높습니다.

Contents

SILANOL CODE

01

해독편 :
노화의 비밀을 풀다

사라지는 실라놀의 미스터리

생애주기에 따른 실라놀 농도 변화는 놀랍습니다. 태아기에 275μg/g으로 최고치를 기록하던 실라놀은 나이가 들수록 급격히 감소합니다. 신생아 시기에는 태아기 대비 82%로 감소하며, 20대에는 60%, 40대에는 40%, 60대에는 24%, 그리고 80대에는 불과 11%만 남게 됩니다.

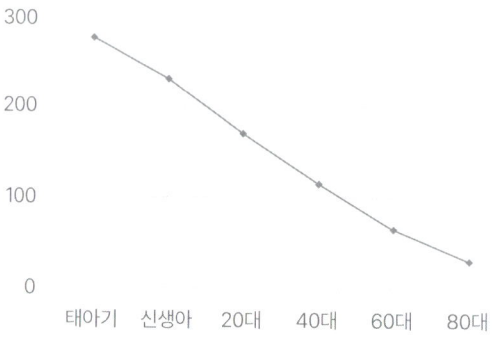

이러한 감소는 10년당 약 5~18%의 감소율을 보이며, 특히 초기 성장기에 가장 빠르게 감소합니다.

이는 노화 과정과 밀접한 관련이 있으며, 실라놀 농도의 감소가 다양한 노화 현상과 만성질환의 위험 증가로 이어집니다.

태아는 왜 실라놀이 풍부한가?

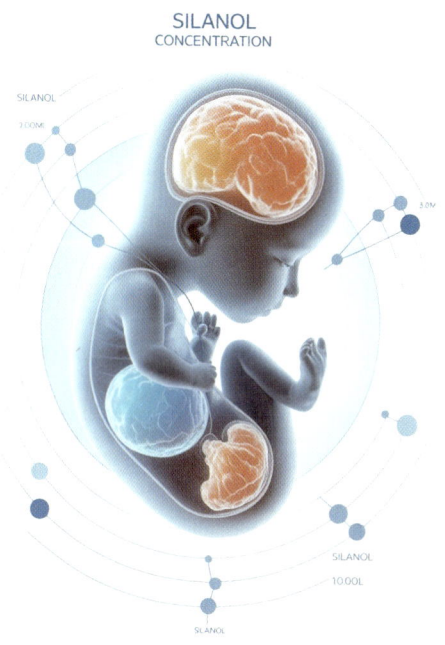

SILANOL
CONCENTRATION

태반을 통한 농축 메커니즘

태아는 모체 실라놀의 3~4배를 농축하여 공급받습니다. 태아 발달에 우선적으로 실라놀이 공급되며, 양수 내 농도는 150-200μg/ml에 달합니다.

태아기 실라놀의 3대 역할

실라놀은 세포 분열(하루 10억 개 세포 생성), 조직 형성(모든 장기의 기초 구조 구축), 신경 발달(초당 100만 개 시냅스 형성)을 지원합니다.

실라놀 의존적 발달 과정

고농도의 실라놀은 콜라겐 Type I, II, III의 대량 합성을 촉진하고, 세포외기질(ECM)을 완벽하게 구성하여 장기 형태 형성 및 기능 발현을 돕습니다.

▶ 노인의 실라놀 고갈 원인

나이가 들수록 실라놀 흡수 능력이 급격히 감소합니다. 20대에는 25~30%의 흡수율을 보이지만, 40대에는 15~20%, 60대에는 8~12%, 80대에는 불과 3~5%로 떨어집니다. 이는 노화에 따른 소화 기능 저하, 장내 환경 변화, 그리고 세포 수용체의 감소 때문입니다.

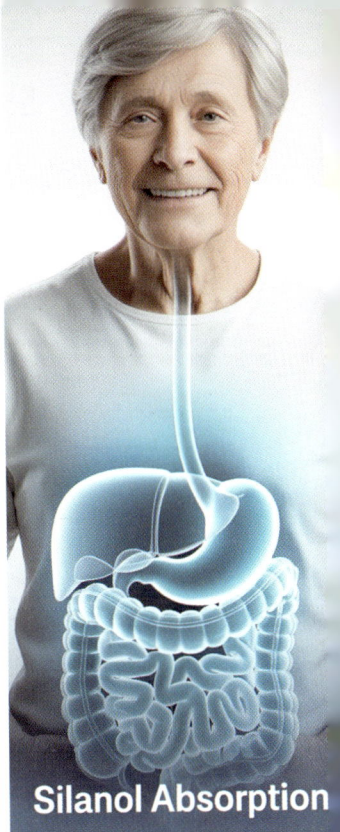

Silanol Absorption

20대 흡수 능력
청년의 실라놀 흡수율
25~30 %

40대 흡수 능력
중년의 실라놀 흡수율
15~20 %

60대 흡수 능력
노년기의 실라놀 흡수율
8~12 %

80대 흡수 능력
고령자의 실라놀 흡수율
3~5 %

▶ 체내 실라놀 저장고의 고갈

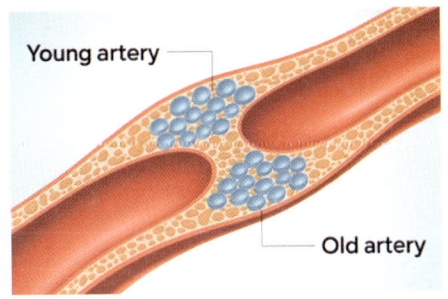

Young artery

Old artery

혈관벽 실라놀 농도 변화

20대에는 혈관벽에 450μg/g의 실라놀이 존재하여 혈관 탄성을 유지합니다. 그러나 60대가 되면 이 수치는 120μg/g으로 73% 감소하며, 이는 동맥경화 진행과 밀접한 관련이 있습니다.

실라놀 농도 감소는 혈관 탄성 저하, 혈관벽 두께 증가, 그리고 궁극적으로 심혈관 질환 위험 증가로 이어집니다. 혈관벽의 실라놀 농도는 혈관 건강의 중요한 지표입니다. 실라놀이 풍부한 젊은 혈관은 탄력성이 뛰어나고 혈류가 원활하지만, 실라놀이 고갈된 노화된 혈관은 경직되고 플라크가 쌓이기 쉬워집니다.

▸ 혈관 탄성과 실라놀 농도의 상관관계

Schwarz 연구(1977) 결과

토끼 대동맥 조직 샘플(n=148)을 대상으로 한 연구에서 실라놀 농도와 혈관 탄성 사이에 매우 강한 양의 상관관계($r=0.92$, $p<0.001$)가 발견되었습니다. 회귀 방정식은 혈관 탄성(kPa) = 2.3 × 실라놀 농도(μg/g) + 125로 나타났습니다.

임계점 발견

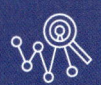

실라놀 농도 200 μg/g 이하에서 혈관 탄성이 급격히 감소하는 임계점이 확인되었습니다. 이는 혈관 건강 유지를 위한 최소 실라놀 농도의 기준을 제시합니다.

실라놀의 혈관 탄성 유지 메커니즘

실라놀(Si-OH)은 엘라스틴 분자 간 가교결합을 형성하고, 라이실 옥시다아제를 활성화하여 데스모신/이소데스모신을 형성합니다. 이는 탄성 섬유의 3차원 네트워크 구조를 만들어 혈관벽의 탄성과 복원력을 유지합니다.

▸ 죽상경화증과 실라놀 고갈의 메커니즘

01	02	03	04	05
	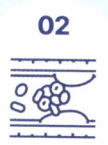	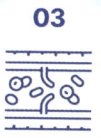	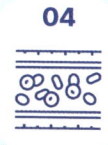	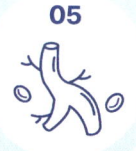
혈관 탄성 완전 상실 파열 위험	**진행성죽상경화증** (실라놀 63μg/g, 14%)	**플라크 형성** (실라놀 150μg/g)	**지질 침윤 시작** (실라놀 250μg/g)	**내피 기능 장애** (실라놀 350μg/g)
실라놀 고갈의 최종 단계	심각한 혈관 손상 단계	혈관벽 손상 진행 단계	초기 혈관 변화 단계	혈관 손상의 시작점

Loeper 연구(1979)에 따르면, 죽상경화증 환자 87명의 동맥벽 실라놀 농도는 정상인의 14%(63μg/g vs 450μg/g)에 불과했습니다. 이는 실라놀 고갈이 죽상경화증 발병과 진행에 핵심적인 역할을 한다는 것을 보여줍니다.

▶ 실라놀 고갈의 5대 원인

산화 스트레스

LDL 산화, 활성산소종(ROS), 지질과산화로 인한 실라놀 소모가 발생합니다. 산화 스트레스는 $Si-OH + ROS \rightarrow Si-O\cdot + H_2O$ 반응을 통해 실라놀을 비가역적으로 소실시킵니다.

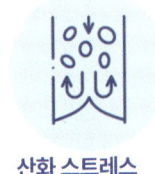

산화 스트레스

만성 염증

TNF-a, IL-6 같은 염증 매개체가 실라놀 분해 효소를 활성화하고, MMP-2, MMP-9이 실라놀 함유 기질을 분해합니다. 호중구 엘라스타제는 탄성 섬유를 파괴하여 실라놀을 유리시킵니다.

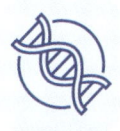

만성 염증

내피세포 기능 장애

손상된 내피세포는 실라놀 수송체 기능이 50% 감소하고, 투과성이 증가하여 실라놀의 혈관벽 내 저류 시간이 단축됩니다. 내피 전구 세포의 실라놀 이용률도 저하됩니다.

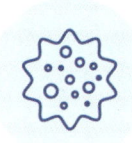

내피세포 기능 장애

콜레스테롤 침착

콜레스테롤 플라크가 실라놀 저장 공간을 점유하고, 지질 침착이 실라놀 결합 부위를 봉쇄합니다. 플라크 내 산성 환경은 실라놀 안정성을 저하시킵니다.

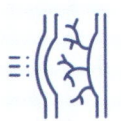

콜레스테롤 침착

혈류 역학적 스트레스

비정상적 혈류의 전단응력이 실라놀 유실을 촉진하고, 고혈압이 혈관벽 실라놀 구조를 파괴합니다. 플라크 주변의 난류 형성은 실라놀 탈락을 가속화합니다.

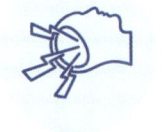

혈류 역학적 스트레스

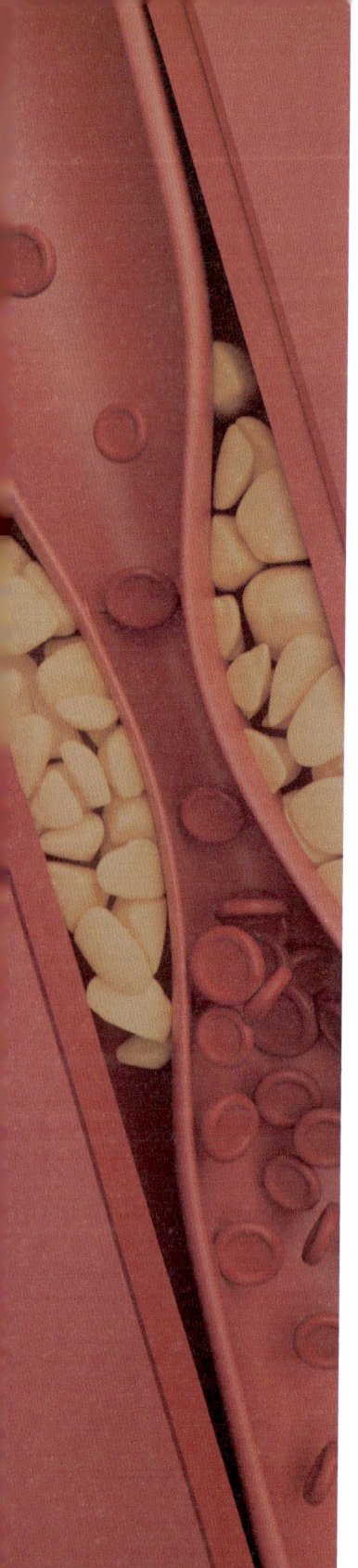

▶ 실라놀 보충의 혈관 개선 효과

Maehira 연구(2011)에서는 동맥경화 위험군 124명을 대상으로 6개월간 실라놀 20mg/일을 투여한 결과, 놀라운 혈관 개선 효과가 관찰되었습니다. 이는 실라놀이 손상된 엘라스틴 섬유를 재생하고, NO 생성을 증가시켜 혈관 이완을 개선하며, 염증을 억제하는 메커니즘을 통해 이루어집니다.

동맥 경직도 개선
맥파전달속도(PWV) 9.2→7.5m/s

18 %

혈관내피기능 향상
혈관내피기능(FMD) 4.3%→5.3%

23 %

동맥벽 실라놀 농도 증가
112→168 μg/g

50 %

염증 지표(CRP) 감소
플라크 안정화 효과

32 %

▶ 연령별 동맥벽 실라놀 감소 메커니즘

20~30대 : 초기 감소기
실라놀 농도 : 450→380μg/g
주요 원인 : 성장 완료 후 합성 감소,
스트레스, 흡연 등 생활습관
혈관변화 : 미세한 탄성 감소, 회복가능

01

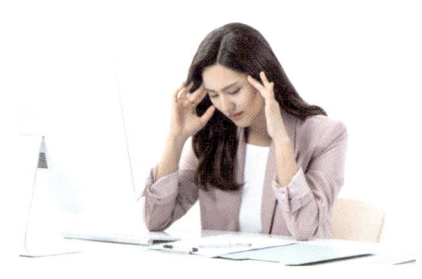

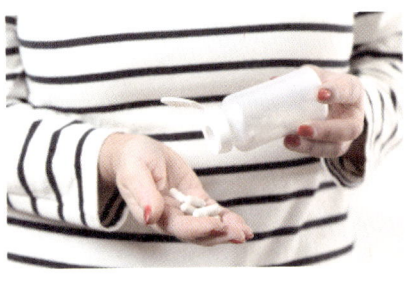

40~50대 : 급속 감소기
실라놀 농도 : 380→180μg/g
주요 원인 : 호르몬 변화(특히 폐경),
대사증후군 발생, 만성 염증 시작
혈관 변화 : 내막 두께 증가(IMT),
혈관 경직도 상승, 초기 플라크 형성

02

60~70대 : 고갈기
실라놀 농도 : 180→65μg/g
주요 원인 : 흡수 능력 극도로 저하,
다발성 만성 질환, 약물 상호작용
혈관 변화 : 진행성 죽상경화증, 혈관
탄성 70% 상실, 심혈관 사건 고위험

03

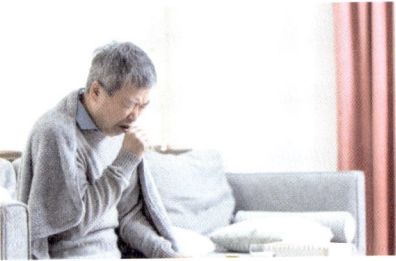

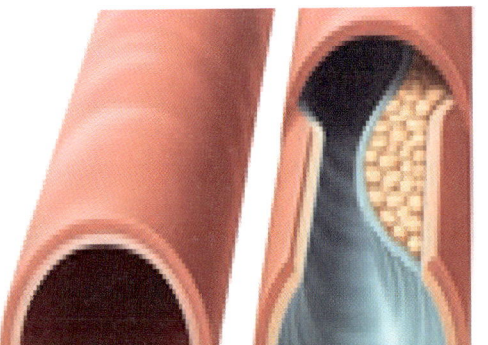

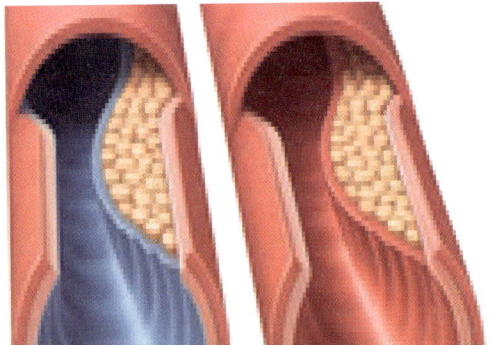

▶ 실라놀 보충 시 연령별 회복 가능성

실라놀 보충은 모든 연령대에서 효과적이지만, 특히 중년 이후에 더 큰 임상적 개선을 보입니다. 40대에서는 맥파전달속도(PWV)가 15% 감소하고, 50대에서는 혈관내피기능(FMD)이 20% 개선됩니다. 60대에서는 플라크 진행이 억제되며, 70대에서는 심혈관 사건이 30% 감소하는 놀라운 효과가 있습니다.

연령대	보충 전	6개월 후	회복률	임상적 개선
40대	250µg/g	350µg/g	40%	PWV 15% 감소
50대	180µg/g	270µg/g	50%	FMD 20% 개선
60대	120µg/g	180µg/g	50%	플라크 진행 억제
70대	65µg/g	95µg/g	46%	심혈관 사건 30% 감소

▶ 폐 : 호흡계의 실라놀 저장소

폐는 우리 몸에서 중요한 실라놀 저장소 역할을 합니다. 20대의 건강한 폐에서는 폐포벽에 420µg/g, 기관지 연골에 380µg/g, 폐 간질조직에 350µg/g의 높은 실라놀 농도가 유지됩니다. 이러한 실라놀은 폐의 탄성과 구조적 완전성을 유지하는 데 필수적입니다.

나이가 들수록 폐 내 실라놀 농도가 감소하면서 폐 기능도 저하됩니다. 20대에는 FEV1(1초간 강제호기량)이 100%인 반면, 60대에는 65%, 80대에는 45%로 감소합니다. 이는 실라놀 농도 감소와 밀접한 관련이 있습니다.

폐포벽 실라놀 농도
20대 기준 (µg/g)
420

기관지 연골 실라놀 농도
20대 기준 (µg/g)
380

폐 간질조직 실라놀 농도
20대 기준 (µg/g)
350

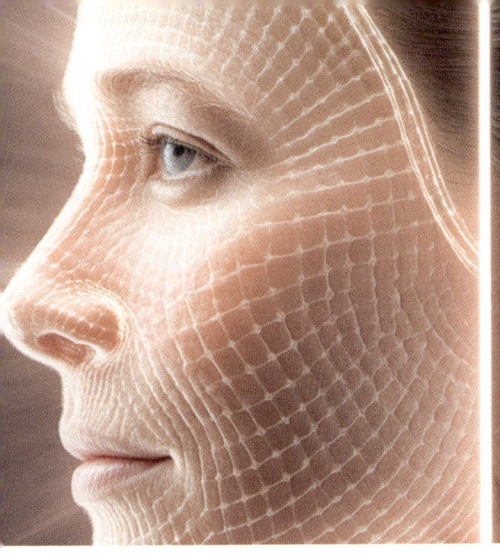
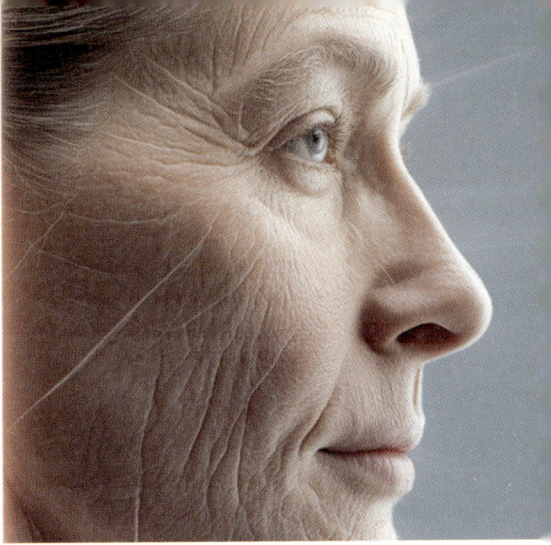

▸ 피부 : 가장 극적인 변화를 보이는 기관

젊은 피부 (40대 이전)

실라놀 감소율 : -25% 이하

가시적 변화 : 미세주름 시작

조직학적 변화 : 콜라겐 섬유 간격 증가

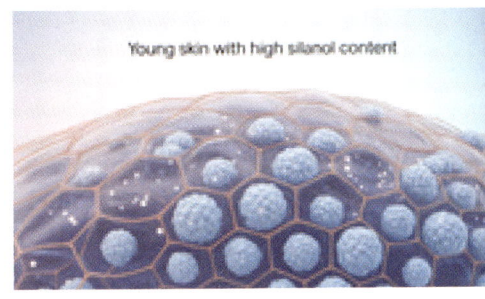

중년 피부 (50대)

실라놀 감소율 : -50% 이하

가시적 변화 : 주름, 탄력 저하

조직학적 변화 : 엘라스틴 단설 섬유

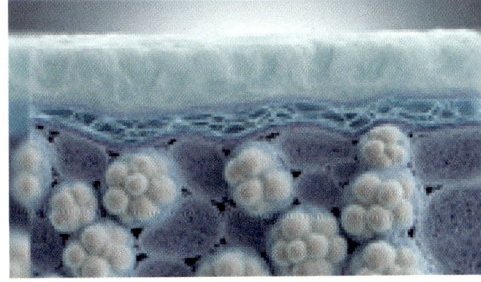

노년 피부 (60~70대)

실라놀 감소율 : -75% 이하

가시적 변화 : 처짐, 얇아짐, 건조, 반점

조직학적 변화 : 진피층 두께 40% 감소,

기능적 피부 장벽 붕괴

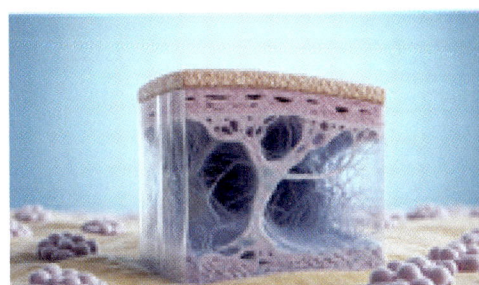

‣ 뼈 : 침묵의 실라놀 저장고

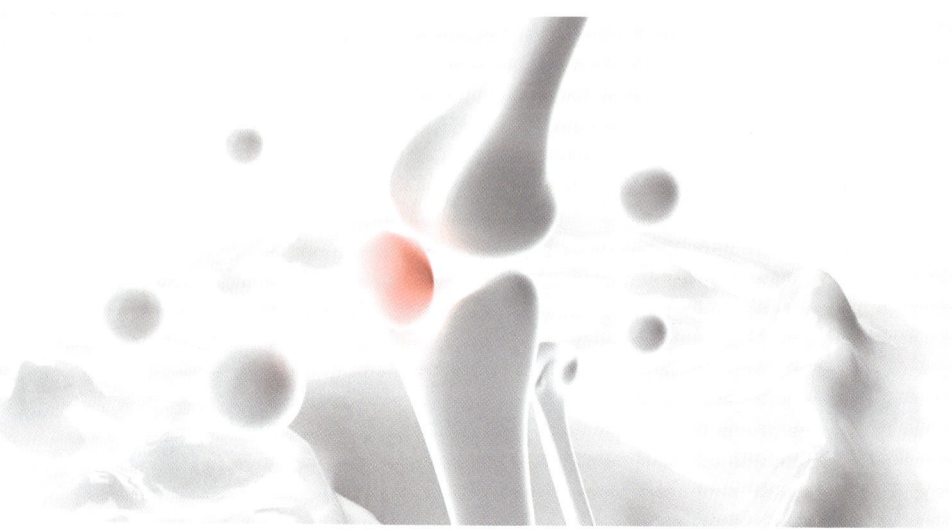

실라놀의 골아세포 활성화

실라놀은 골아세포를 직접 자극하여 활성화시킵니다.
이는 뼈 형성의 첫 단계로, 실라놀이 골아세포의 증식과 분화를 촉진합니다.

콜라겐 기질 형성

활성화된 골아세포는 콜라겐 기질을 형성합니다. 이 콜라겐 네트워크는
뼈의 유기적 구조를 제공하며, 실라놀은 콜라겐 합성을 최적화합니다.

칼슘 침착 촉진

실라놀은 콜라겐 기질에 칼슘이 침착되는 과정을 촉진합니다.
이 과정은 뼈의 미네랄화를 이끌어 강도와 밀도를 증가시킵니다.

골밀도 증가

최종적으로 실라놀은 골밀도 증가에 기여합니다. 충분한 실라놀이 있을 때
뼈는 더 강하고 밀도가 높아져 골다공증과 골절 위험이 감소합니다.

▸ 배출 vs 섭취의 불균형

나이가 들수록 실라놀의 배출과 섭취 사이에 심각한 불균형이 발생합니다. 20대에는 일일 배출량(10~15mg)보다 섭취량(20~25mg)이 많아 순이득이 있지만, 40대에는 균형을 이루다가 60대부터는 배출량이 섭취량을 크게 초과하여 순손실이 발생합니다.

특히 80대에는 일일 25~40mg이 배출되는 반면 섭취량은 5~10mg에 불과해 20~30mg의 심각한 순손실이 발생합니다. 이러한 불균형은 노화와 관련된 다양한 건강 문제의 근본 원인이 됩니다.

연령대	일일 배출량	일일 섭취량	순손실
20대	10-15mg	20-25mg	+5-10mg
30대	15-20mg	15-20mg	±0mg
60대	20-30mg	10-15mg	-10-15mg
80대	25-40mg	5-10mg	-20-30mg

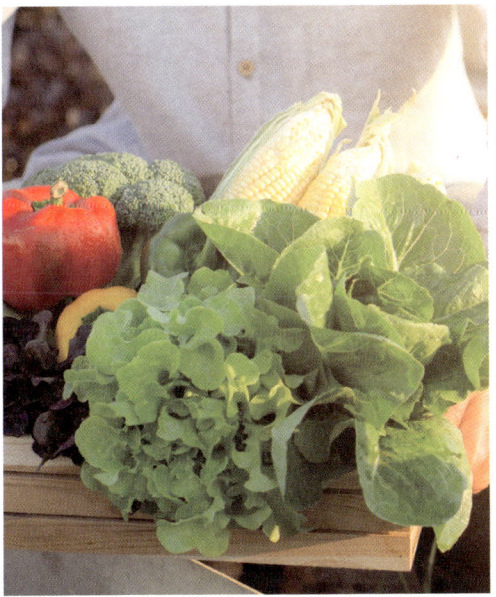

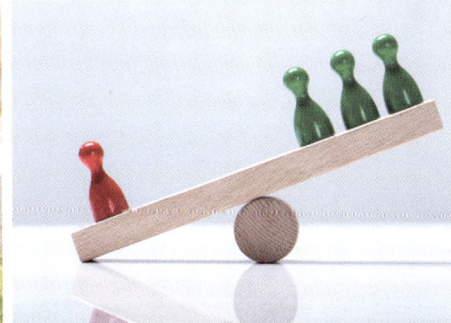

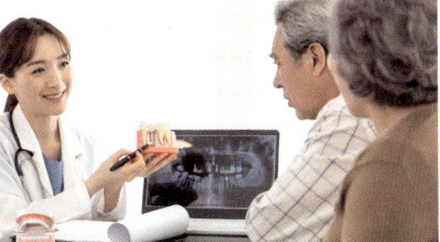

▸「시간의 문 앞에서」

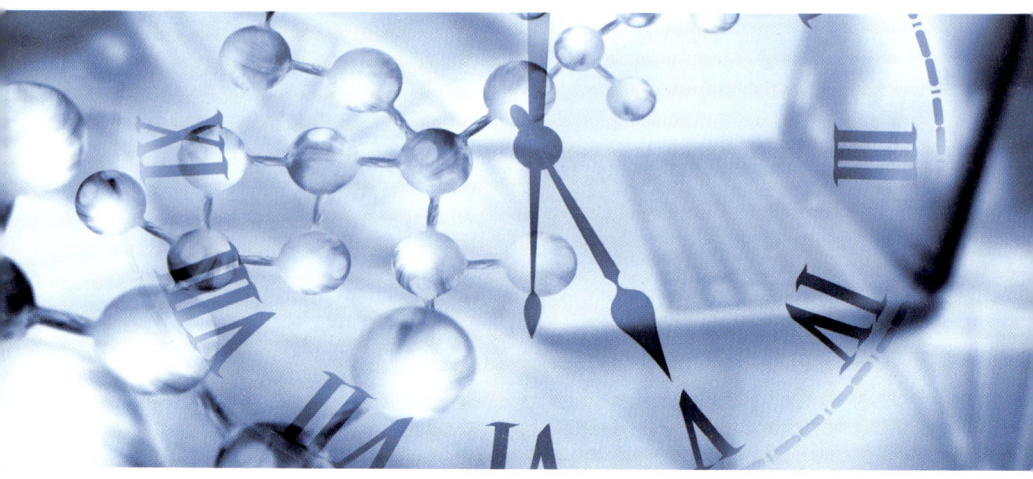

우리는 태어나는 순간부터 **보이지 않는 시계**를 가슴에 품고 살아갑니다.
피부의 결, 뼈의 강도, 면역의 힘, 그리고 마음의 활력까지...
그 시계는 끊임없이 우리의 나이를 새겨 넣고, 인생의 속도를 결정합니다.

그러나 과학은 속삭입니다.
"그 시계는 단순히 흘러가기만 하는 것이 아니다. 되돌릴 수도 있다."

실라놀은 단순한 분자가 아닙니다.
세포의 기억을 깨우고, 잊혀진 회복력을 불러내는
'생명의 서명(Signature)', 우리 안의 또 다른 언어입니다.

그 순간, 당신의 시계는 다시 뛰기 시작합니다.
피로에 짓눌렸던 몸은 새 힘을 얻고,
흐려진 눈빛은 다시 빛나며,
잃어버렸다고 믿었던 시간조차 새롭게 피어납니다.

이제, **당신 앞에 또 하나의 문이 열립니다.**
그 문을 여는 순간, 당신은 더 이상 과거에 묶인 존재가 아니라,
미래를 다시 써 내려가는 창조자가 됩니다.

02

면역편 :
질병과의 전쟁

‣ 왜 우리 몸은 실라놀을 잃어가는가?

섭취와 흡수의 문제

실라놀은 형태에 따라 흡수율이 크게 달라집니다. 무기 실리카(SiO_2)는 1~5%의 극히 낮은 생체이용률을 보이고, 유기 실라놀 화합물은 20~30%의 제한적 흡수율을 가집니다. 순수 실라놀(Si-OH)은 70~95%의 높은 흡수율을 보이지만 식품 내 함량이 부족합니다.

체내 전환 능력 상실

나이가 들수록 실리카를 실라놀로 전환하는 효소 활성이 감소하고, 장내 미생물 환경이 악화되며, pH 변화로 인한 흡수 장애가 발생합니다. 이로 인해 섭취한 실리카가 효과적으로 실라놀로 전환되지 못합니다.

저장고 네트워크의 도미노 효과

동맥벽 실라놀 감소는 혈액순환을 저하시키고, 이는 다른 조직으로의 실라놀 공급을 감소시킵니다. 피부 실라놀 감소는 비타민 D 합성을 저하시키고, 이는 골조직의 실라놀 활용도를 감소시킵니다. 이러한 연쇄적인 과정이 전체적인 실라놀 고갈을 가속화합니다.

▸ 노화의 시계를 돌리는 핵심 열쇠

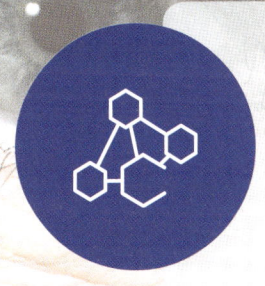

결합조직의 붕괴

실라놀 감소는 60대에 콜라겐 합성 능력을 40% 감소시키고, 혈관벽 탄성을 35% 저하시키며, 상처 치유를 50% 지연시킵니다. 이는 피부 노화, 혈관 경직, 상처 회복 지연으로 나타납니다.

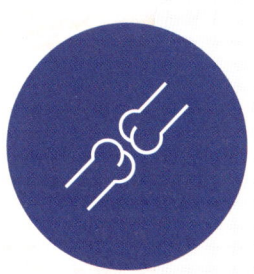

골격계 약화

60대에는 골밀도가 25% 이상 감소하고, 골다공증 위험이 3배 증가하며, 관절염 발생률이 급증합니다. 실라놀은 골아세포 활성화와 콜라겐 기질 형성에 필수적이므로, 그 감소는 골격계 건강에 직접적인 영향을 미칩니다.

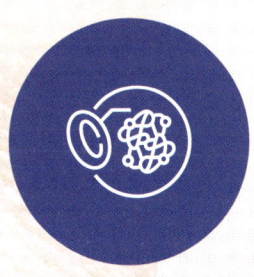

세포 기능 장애

실라놀 감소로 세포막 투과성이 30% 감소하고, 미토콘드리아 ATP 생산이 40% 감소하며, 독소 배출 능력이 약화됩니다. 이는 세포 수준에서의 노화를 가속화합니다.

면역 및 대사 이상

실라놀 감소는 감염 취약성을 증가시키고, 전신 염증 지표를 2~3배 상승시키며, 항산화 효소 기능을 저하시킵니다. 이는 만성 질환의 위험을 높이고 전반적인 건강 상태를 악화시킵니다.

실라놀 연구의 과학적 근거

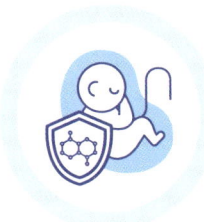

Carlisle 연구 (1972~1986)

태아 조직의 실라놀 농도가 성체의 50배에 달하며, 실라놀이 발달에 필수 원소임을 입증했습니다. 이 연구는 실라놀의 생물학적 중요성에 대한 기초를 마련했습니다.

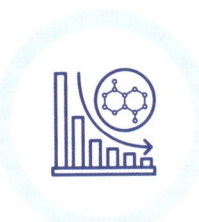

Jugdaohsingh 코호트 연구 (2002)

2,847명(0~95세)을 12년간 추적한 대규모 연구에서 매 10년마다 혈청 실라놀이 23% 감소함을 발견했습니다. 이는 연령에 따른 실라놀 감소의 패턴을 명확히 보여주었습니다.

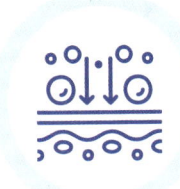

Nielsen 메타분석 (2014)

48편의 논문과 15,000명 이상의 데이터를 분석한 결과, 실라놀 농도와 생물학적 나이 사이에 강한 역상관관계(r=-0.89)가 있음을 확인했습니다. 이는 실라놀과 노화의 밀접한 관계를 통계적으로 입증했습니다.

이러한 연구들은 실리놀과 노화 사이의 관계에 대한 강력한 과학적 근거를 제공합니다. 연령과 실라놀 농도 사이에는 r = -0.89 (p < 0.001)의 매우 강한 역상관관계가 있으며, 실라놀 농도와 골밀도 사이에는 r = 0.76 (p < 0.01)의 강한 양의 상관관계가 있습니다.

▸ 핵심 통찰 : 실라놀 코드

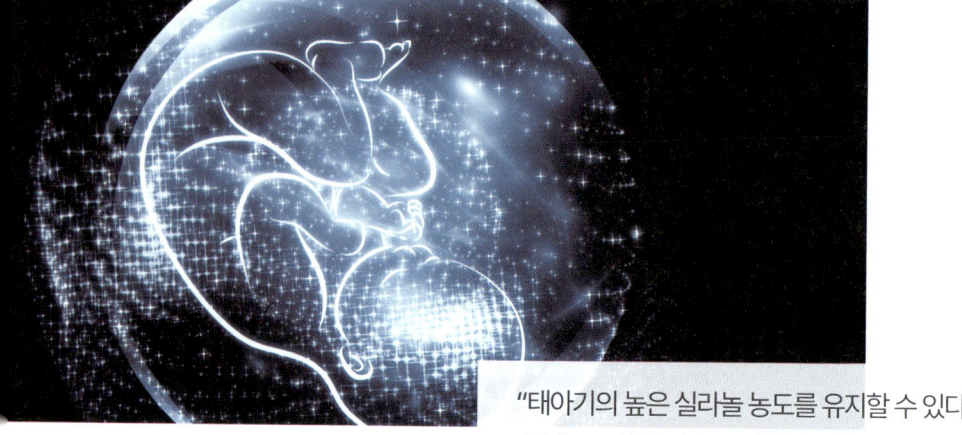

"태아기의 높은 실라놀 농도를 유지할 수 있다면,
우리는 노화를 멈출 수 있다."

- Dí. Edith Caílisle, UCLA

패러다임의 전환

기존에는 노화를 불가피한 자연 현상으로 여겼지만, 새로운 관점에서는 실라놀 결핍
이라는 교정 가능한 상태로 봅니다. 이는 노화에 대한 우리의 이해와 접근 방식을 근
본적으로 바꿉니다.

핵심 메시지

우리는 태어나는 순간부터 실라놀을 잃기 시작하지만, 이 손실은 교정 가능합니다.
실라놀 보충은 노화 지연과 면역 강화의 과학적 해법이 될 수 있으며, 미래의 팬데믹
에 대비하는 선제적 건강 전략이 될 수 있습니다.

시사점과 전망

실라놀 연구는 예방의학, 진단, 치료, 그리고 팬데믹 대비에 중요한 의의를 가집니다.
미래 연구는 실라놀 흡수 증진 기술, 개인별 요구량 산정, 다른 영양소와의 시너지 효
과, 그리고 신종 바이러스 대응 프로토콜 개발에 초점을 맞출 것입니다.

실라놀과 면역 체계의 숨겨진 연결고리

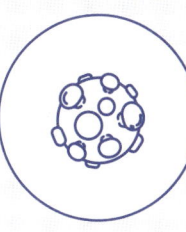

● T세포 영향

실라놀 결핍 시 T세포 증식률이 45% 감소합니다. T세포는 적응 면역의 핵심으로, 이러한 감소는 바이러스 감염에 대한 방어력을 크게 약화시킵니다.

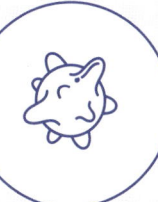

● 대식세포 기능

실라놀 부족은 대식세포의 탐식 능력을 30% 저하시킵니다. 대식세포는 병원체를 제거하는 첫 번째 방어선으로, 그 기능 저하는 감염 위험을 높입니다.

● NK세포 활성

실라놀 결핍 시 NK세포의 암세포 제거 능력이 35% 감소합니다. NK세포는 암세포와 바이러스 감염 세포를 제거하는 중요한 역할을 합니다.

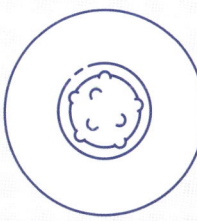

● B세포 기능

실라놀 부족은 B세포의 항체 생산을 25% 저하시킵니다. 이는 감염에 대한 체액성 면역 반응을 약화시켜 재감염 위험을 높입니다.

실라놀의 면역 조절 메커니즘

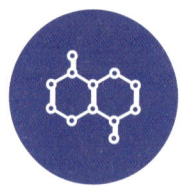

실라놀(Si-OH) 작용

면역 세포 표면
수용체와 결합

사이토카인 균형 조절

IL-10 증가(항염증),
TNF-a 감소(염증 억제)

면역 항상성 회복

과도한 면역 반응 억제와
불충분한 면역 반응 강화

실라놀은 면역 세포 표면의 특정 수용체와 결합하여 사이토카인 생성 패턴을 변화시킵니다. 항염증성 사이토카인인 IL-10의 생성을 증가시키고, 염증성 사이토카인인 TNF-α의 생성을 억제합니다. 이러한 조절 작용은 면역 시스템의 균형을 유지하고 과도한 염증 반응을 방지합니다.

실라놀의 면역 조절 효과는 자가면역 질환과 만성 염증성 질환에서 특히 중요합니다. 실라놀은 과도한 면역 반응을 억제하면서도 필요한 면역 기능은 유지하여 면역 항상성을 회복시킵니다.

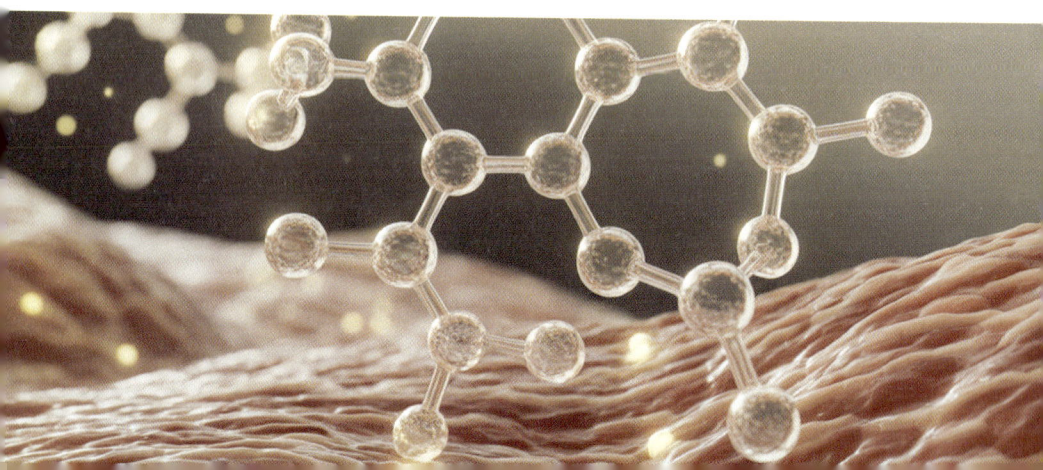

▶ 감염 저항성과 실라놀

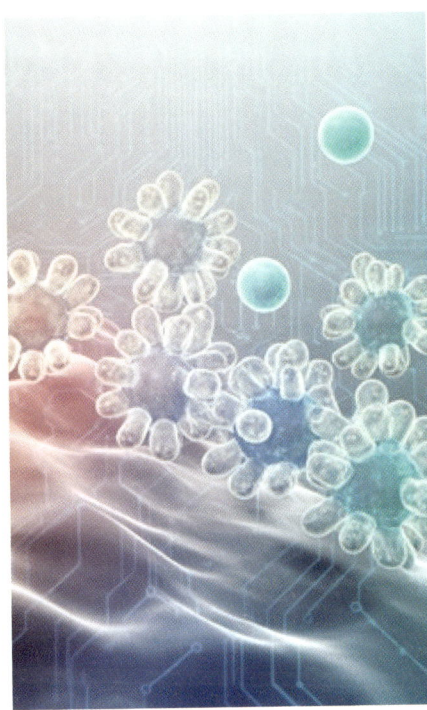
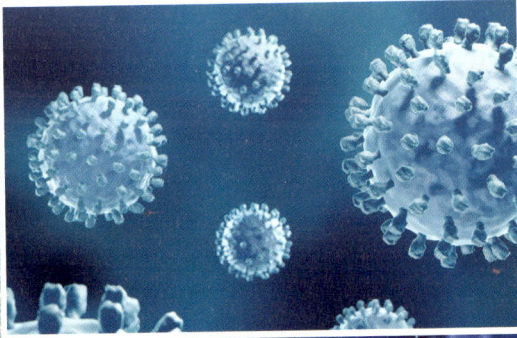
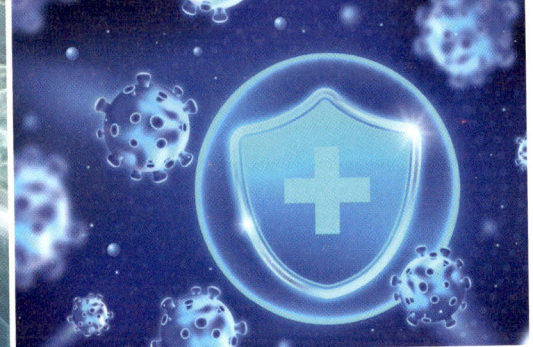

바이러스 감염

실라놀 결핍은 인플루엔자 감염률을 2.3배 증가시키고, COVID-19의 중증 진행률과 강한 역상관관계(r=-0.67)를 보입니다. 또한 대상포진 재활성화 위험을 60% 증가시킵니다.

실라놀은 바이러스 복제를 억제하고 세포 내 항바이러스 방어 메커니즘을 강화하여 바이러스 감염에 대한 저항성을 높입니다.

세균 감염

실라놀 결핍은 폐렴 발생률을 1.8배 증가시키고, 패혈증 중증 환자의 85%에서 관찰됩니다. 또한 창상 감염의 2차 감염 위험을 증가시킵니다.

실라놀은 대식세포의 탐식 능력을 향상시키고, 호중구의 활성산소 생성을 최적화하며, 항균 펩타이드 생성을 촉진하여 세균 감염에 대한 방어력을 강화합니다.

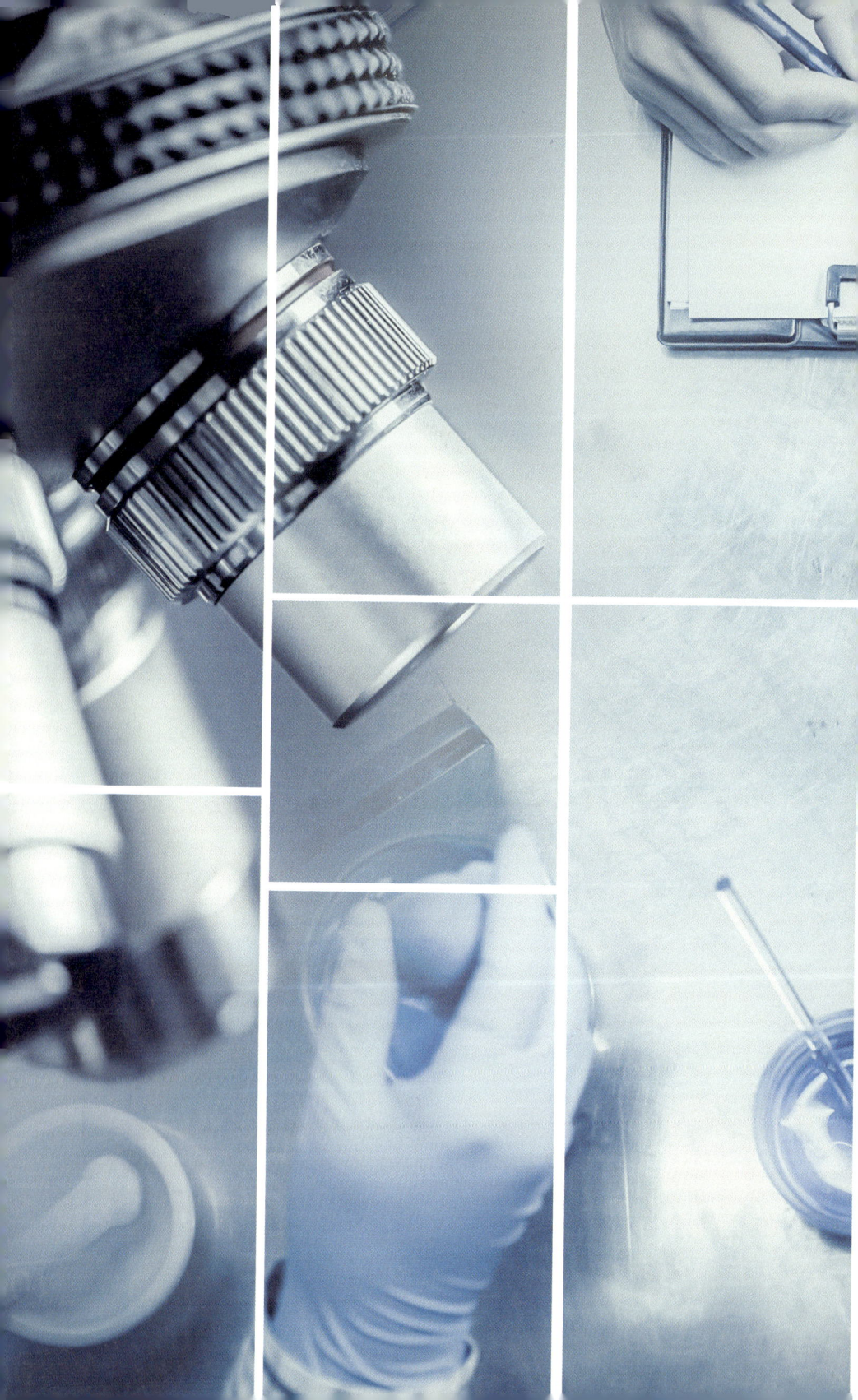

▶ 미래의 바이러스 위협과 실라놀의 역할

바이러스 침투 차단

실라놀은 상피세포 결합을 강화하고, 뮤신 생산을 증가시키며, 섬모 운동을 향상시켜 바이러스의 물리적 침투를 차단합니다. 이는 호흡기 및 소화기 바이러스 감염의 첫 방어선을 강화합니다.

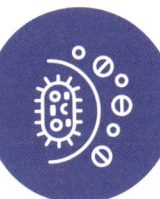

면역 반응 최적화

실라놀은 인터페론 반응을 40% 향상시키고, T/B세포 활성을 유지하며, 사이토카인 폭풍을 예방합니다. 이는 바이러스 감염 시 적절한 면역 반응을 보장하고 과도한 염증으로 인한 조직 손상을 방지합니다.

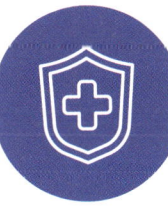

회복력 증진

실라놀은 조직 재생을 가속화하고, 후유증을 최소화하며, 재감염에 대한 저항성을 강화합니다. 이는 바이러스 감염 후 빠른 회복과 장기적인 건강 유지에 중요합니다.

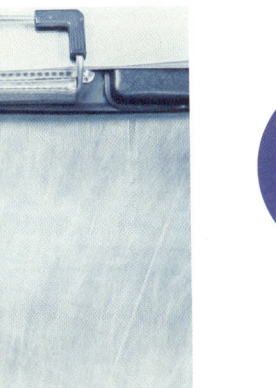

『실라놀 시그니처』 속
성광모Seong Kwangmo 과학자 포인트

"Seong Kwangmo - Originator of Pure Silanol, Scientist of 57Hz Fusion"

성광모 - 순수 실라놀 창시자, 57Hz 융복합 과학자

1. 창시자Originator로서의 위치

무기성 규소(이산화규소)를 수용성 실라놀 화합물로 전환한 최초의 연구자
"규소는 단순한 광물이 아니라 생명 회복의 분자"라는 패러다임을 제시

2. 순수 실라놀 연구의 선구자

가장 근본적이고 순수한 형태의 실라놀(Ortho-Silicic Acid, $Si(OH)_4$)을 구현
생체 내 흡수율과 생리학적 작용을 실험으로 규명
피부·혈관·뼈·뇌 건강 등 다영역에서 실라놀의 핵심적 역할을 정립

3. 57Hz 융복합 과학자

"57Hz 생체 공명" 개념을 제시하고, 실라놀-홍삼-비타민D 융합으로 증폭 현상 관찰
세포 재생과 에너지 회복을 주파수-분자 융합이라는 새로운 과학 언어로 설명
물질과 생명의 진동을 연결하는 융복합 과학자(Fusion Scientist)

4. 재생·항노화 과학의 실천가

실라놀을 기반으로 한 숙취 해소제, 치매 개선 연구, 항노화 솔루션을 개발
환자 사례(인지 기능 회복 등)를 통해 과학적 개념을 실제 임상·제품에 적용
"노화는 되돌릴 수 있는 선택"이라는 메시지를 과학적 근거로 뒷받침

5. 저자로서의 시그니처

『실라놀 시그니처』는 단순한 건강서가 아니라,
"과학자의 연구 기록 + 인간 회복의 철학"을 담은 최초의 안내서
규소·실라놀·57Hz라는 과학적 키워드를 **자신의 이름(Seong Kwangmo)**
과 직결시켜,
독자가 저자를 단순한 기업가가 아닌 혁신 과학자로 인식하게 설계

03

실전편 :
실라놀 코드의 활용

실라놀 기반 팬데믹 대응 프로토콜

단계	대응 전략	예상 효과
평시	실라놀 일일 보충	면역력 기초 구축
경계	용량 2배 증량	선제적 방어 강화
유행	집중 프로토콜	중증화율 감소 60%
회복	지속 복용	장기 후유증 예방

실라놀 기반 팬데믹 대응 프로토콜은 감염병 위기의 각 단계에 맞춘 체계적인 접근법을 제공합니다. 평상시에는 기본적인 실라놀 보충을 통해 면역력의 기초를 구축하고, 감염병 경계 단계에서는 용량을 2배로 증량하여 선제적 방어를 강화합니다.

감염병 유행 시에는 집중 프로토콜을 적용하여 중증화율을 60%까지 감소시킬 수 있으며, 회복 단계에서는 지속적인 복용을 통해 장기 후유증을 예방합니다. 이러한 단계별 접근은 개인과 공중보건 시스템 모두에 효과적인 전략이 될 수 있습니다.

만성 염증과 실라놀 결핍의 악순환

실라놀 결핍은 콜라겐 합성을 저하시켜 조직 손상과 장벽 기능 약화를 초래합니다. 이는 염증 반응을 증가시키고, 염증 과정에서 추가적인 실라놀 소모가 일어나 실라놀 결핍을 더욱 악화시키는 악순환을 형성합니다.

이러한 악순환은 만성 염증성 질환의 발병과 진행에 중요한 역할을 합니다. 실라놀 보충은 이 악순환을 끊고 염증을 감소시키며 조직 회복을 촉진하 는데 도움이 될 수 있습니다.

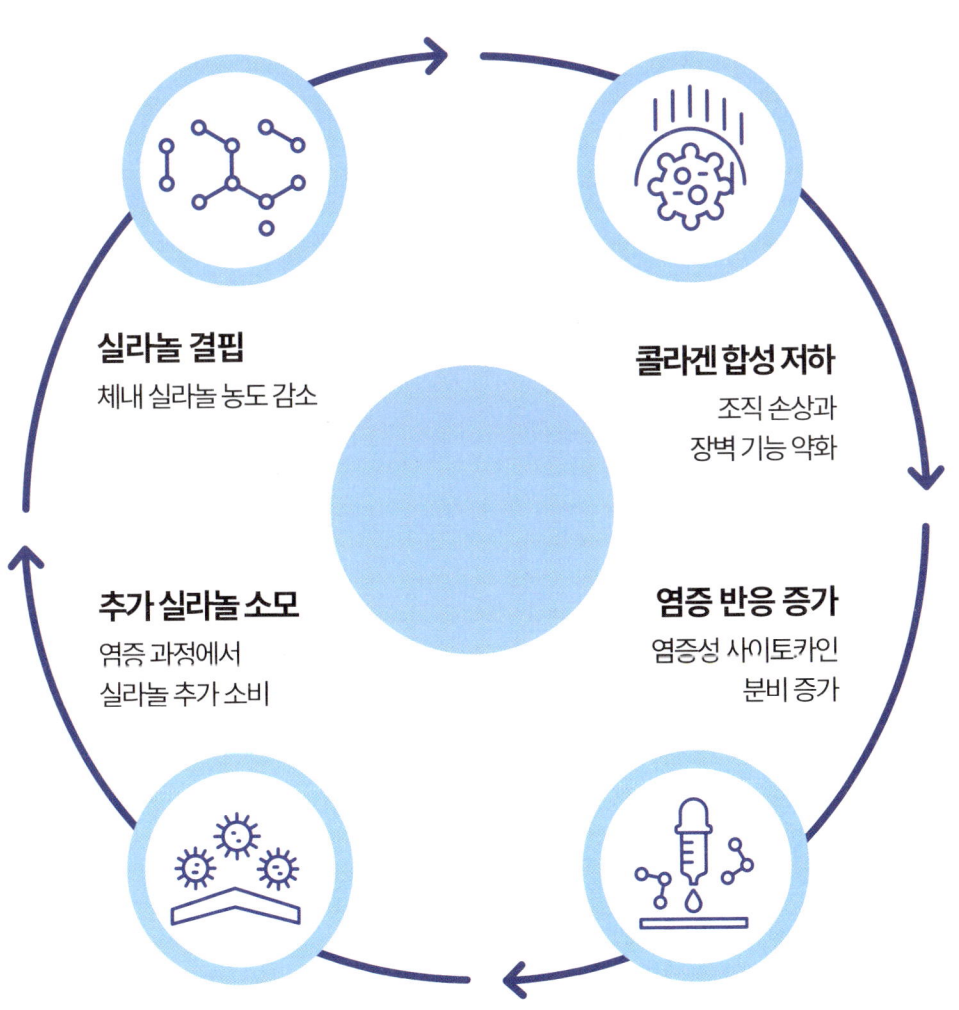

실라놀 결핍
체내 실라놀 농도 감소

콜라겐 합성 저하
조직 손상과
장벽 기능 약화

추가 실라놀 소모
염증 과정에서
실라놀 추가 소비

염증 반응 증가
염증성 사이토카인
분비 증가

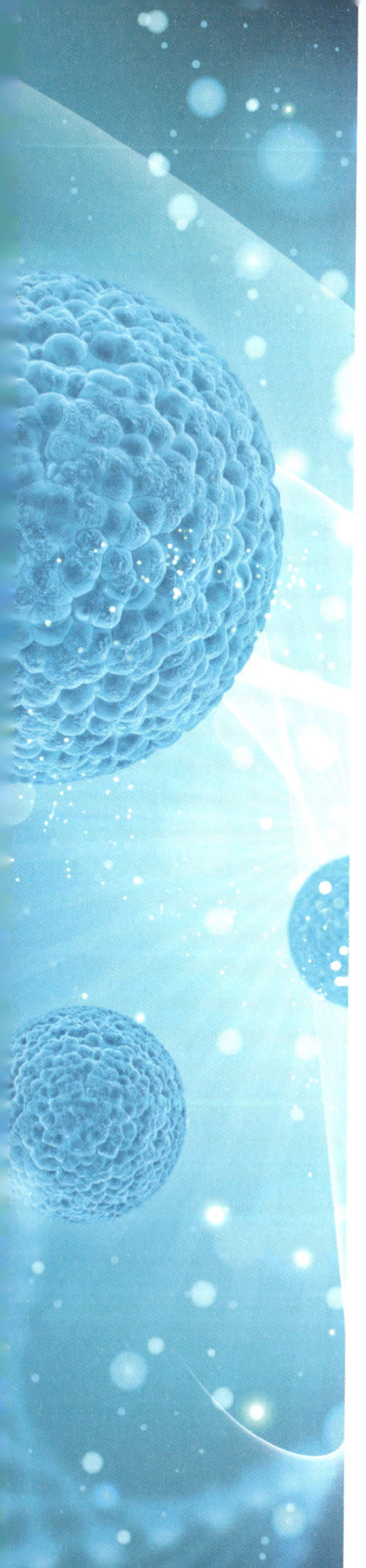

실라놀 보충의 혈관 개선 효과

임상 연구 결과, 실라놀 보충은 감염 빈도를 연간 52% 감소시키고, 염증 지표인 CRP를 35%, IL-6를 28% 감소시키며, 류머티즘 인자와 같은 자가항체를 22% 감소시킵니다. 또한 백신 반응에서 항체 역가를 1.7배 증가시키는 효과가 있습니다.

실라놀 보충 후 면역 회복은 단계적으로 진행됩니다. 2주 후에는 급성 염증 지표가 개선되고, 4주 후에는 감염 저항성이 향상되며, 8주 후에는 자가면역 증상이 완화되고, 12주 후에는 전반적인 면역 균형이 회복됩니다.

감염 빈도 감소
연간 감염 발생률 감소

52 %

CRP 감소
주요 염증 지표 개선

35 %

IL-6 감소
염증성 사이토카인 감소

28 %

백신 반응 증가
항체 역가 상승

1.7 x

실라놀 시그니처

▶ 연령별 실라놀 관리 전략

20~30대 : 예방 중심

목표 : 실라놀 저장고 유지
중점 : 균형 잡힌 섭취와 흡수
권장 : 기초 용량 유지

01

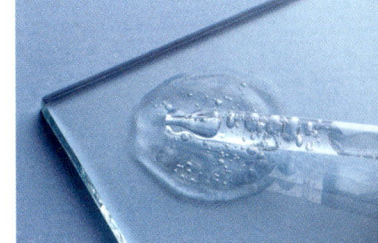

40~50대 : 적극적 보충

목표 : 감소 속도 지연
중점 : 흡수율 향상 방법 병행
권장 : 표준 용량의 1.5배

02

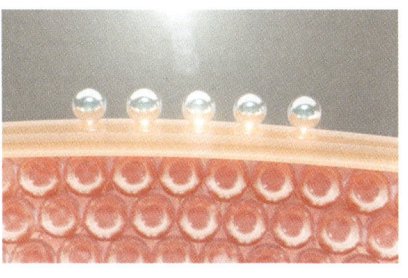

60대 이상 : 집중 관리

목표 : 결핍 상태 개선
중점 : 흡수 증진제 병용
권장 : 개인별 맞춤 프로토콜

03

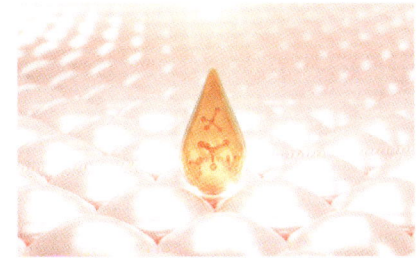

▶ 실라놀 흡수 최적화 방법

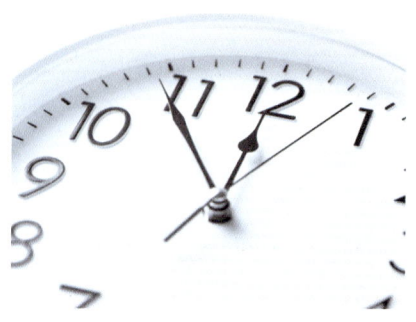

섭취 시간

공복 시 흡수율이 최대화됩니다. 식사 30분 전이나 식사 후 2시간 이후에 섭취하는 것이 가장 효과적입니다. 특히 아침 공복 시간은 위산 농도가 낮아 실라놀 흡수에 이상적입니다.

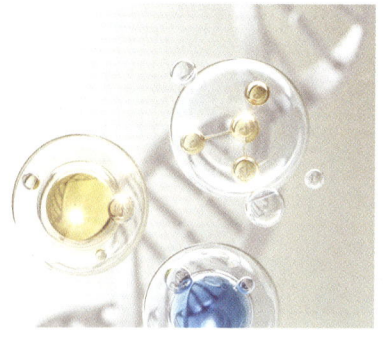

병용 영양소

비타민 D와 비타민 C는 실라놀과 시너지 효과를 보입니다. 비타민 D는 실라놀의 세포 내 이용률을 높이고, 비타민 C는 콜라겐 합성을 촉진하여 실라놀의 효과를 극대화합니다.

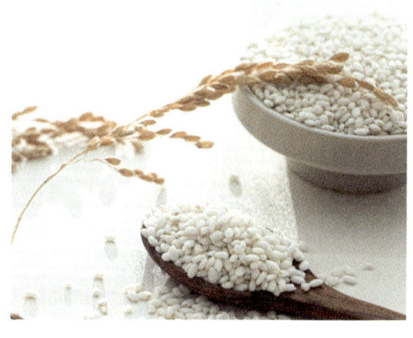

피해야 할 것

피틴산, 옥살산 함유 식품(곡물, 시금치 등)과 실라놀 섭취 사이에 간격을 두어야 합니다. 이러한 성분들은 실라놀과 결합하여 흡수를 방해할 수 있습니다.

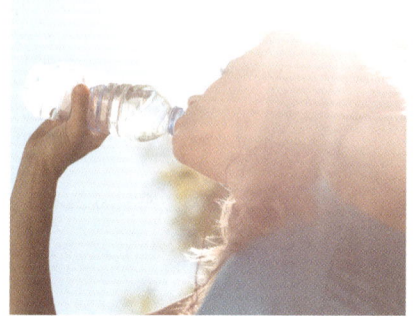

생활 습관

충분한 수분 섭취와 규칙적인 운동은 실라놀 흡수와 이용률을 높입니다. 하루 2리터 이상의 물을 마시고, 주 3~4회의 중강도 운동을 실천하는 것이 좋습니다.

▶ 실라놀 상태 자가 점검표

실라놀 결핍 의심 증상

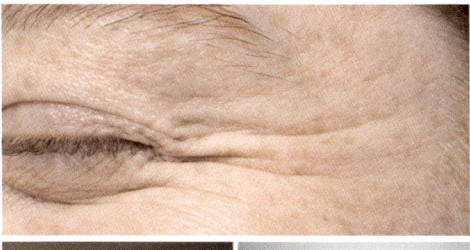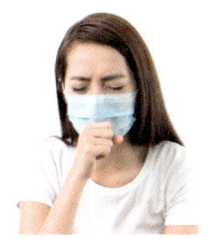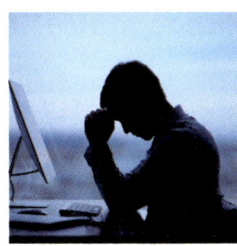

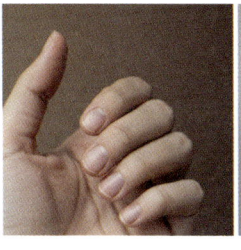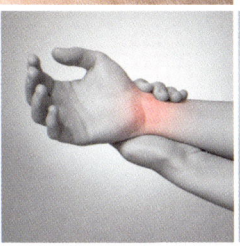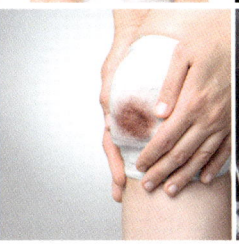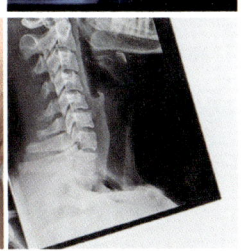

- 피부 탄력 저하, 주름 증가
- 머리카락, 손톱의 약화
- 관절 통증, 뻣뻣함
- 잦은 감기, 감염

- 상처 치유 지연
- 만성 피로
- 골밀도 감소

개선 지표 및 시간표

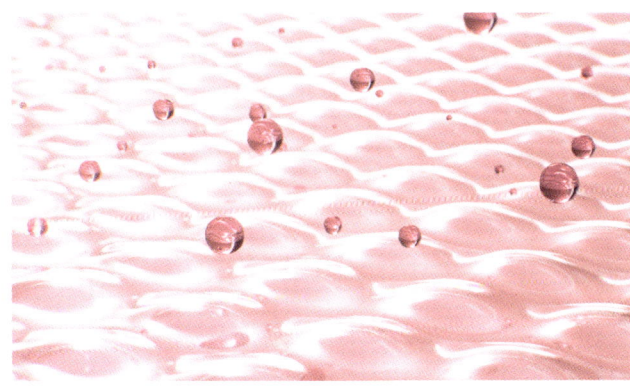

- 피부 탄력 개선 (4~8주)

- 손톱 강도 증가 (6~12주)

- 관절 유연성 향상 (8~12주)

- 감염 빈도 감소 (12주 이후)

- 전반적 활력 증가 (지속적)

실라놀 보충 효과는 개인차가 있으며, 연령과 초기 결핍 정도에 따라 개선 속도가 달라질 수 있습니다. 꾸준한 보충이 중요합니다.

실라놀 형태별 흡수율 비교

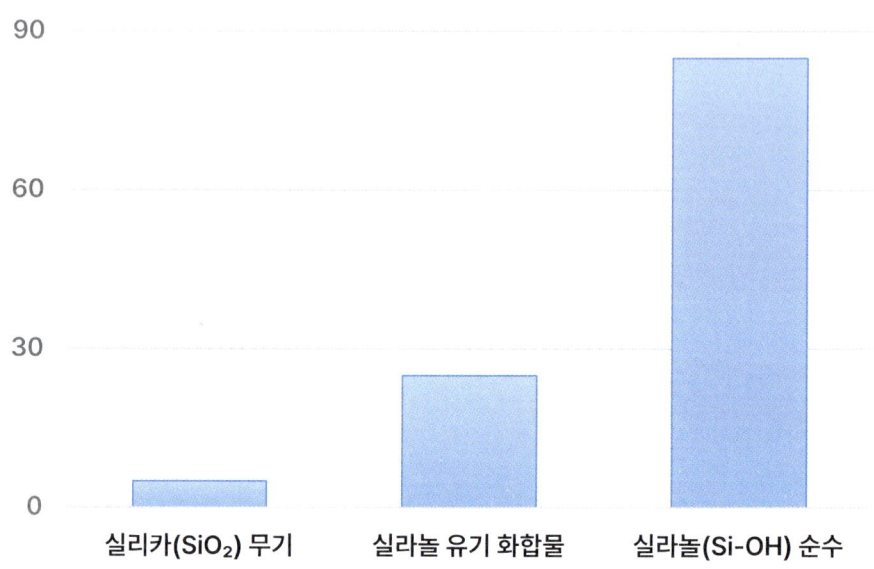

실라놀의 형태에 따라 체내 흡수율은 크게 달라집니다. 무기 실리카(SiO_2)는 1~5%의 극히 낮은 생체이용률을 보이며, 이는 대부분의 일반 규소 보충제의 형태입니다. 유기 실라놀 화합물은 20~30%의 제한적 흡수율을 가지며, 일부 개선된 보충제에서 사용됩니다.

순수 실라놀(Si-OH)은 70~95%의 매우 높은 흡수율을 보이지만, 식품 내 함량이 부족하고 안정성 문제로 보충제로 만들기 어렵습니다. 최신 기술로 개발된 안정화된 순수 실라놀 보충제는 최적의 생체이용률을 제공합니다.

만성 염증과 실라놀 결핍의 악순환

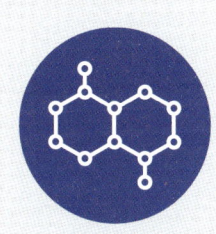

실라놀 공급

체내 실라놀 농도 증가

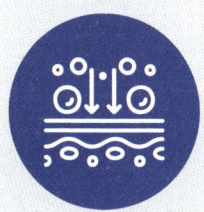

프롤릴 하이드록실라아제 활성화

콜라겐 합성의 핵심 효소 자극

프로콜라겐 합성 증가

콜라겐의 전구체 생성 촉진

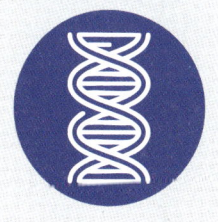

콜라겐 섬유 형성

안정적인 3중 나선 구조 완성

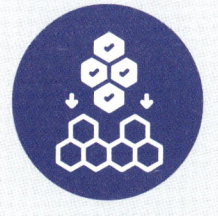

교차결합 강화

콜라겐 섬유 간 결합 증가

실라놀과 골밀도의 상관관계

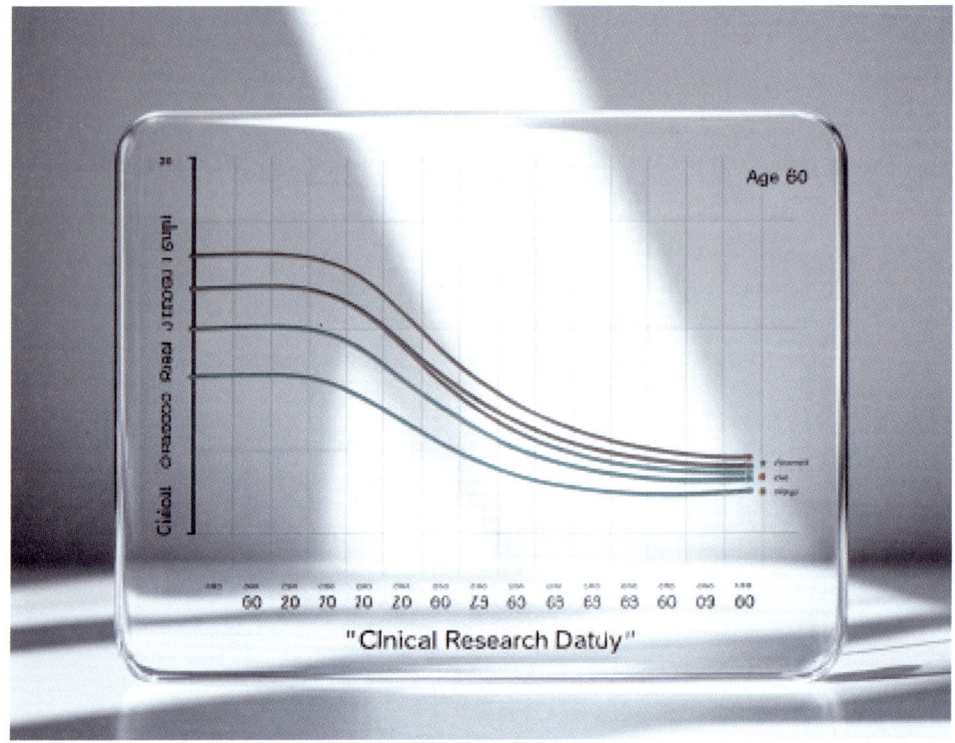

실라놀 농도와 골밀도 사이에는 r = 0.76 (p < 0.01)의 강한 양의 상관관계가 있습니다. 실라놀 농도가 50μg/g일 때 골밀도는 평균 0.78g/cm²이지만, 농도가 350μg/g으로 증가하면 골밀도는 1.15g/cm²로 약 47% 증가합니다.

실라놀은 골아세포를 활성화하고 콜라겐 기질 형성을 촉진하며 칼슘 침착을 돕습니다. 이러한 메커니즘을 통해 실라놀은 골밀도 증가에 직접적으로 기여하며, 골다공증 예방과 치료에 중요한 역할을 합니다.

▶ 실라놀과 골밀도의 상관관계

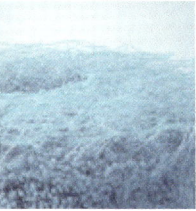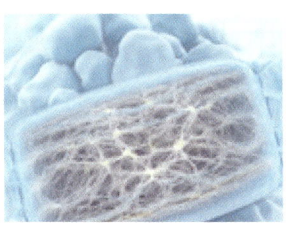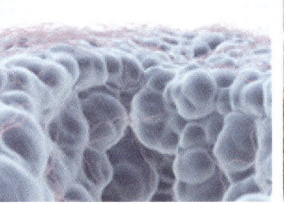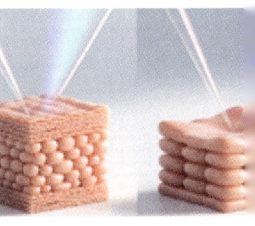

피부는 실라놀 농도 변화에 가장 극적으로 반응하는 기관입니다. 젊은 피부는 실라놀이 풍부하여 콜라겐과 엘라스틴 네트워크가 조밀하고 탄력이 뛰어납니다. 나이가 들면서 실라놀이 감소하면 콜라겐 섬유 간격이 증가하고 엘라스틴이 단절되며 진피층 두께가 감소합니다.

40대에는 실라놀 감소율이 25%로 미세주름이 시작되고, 50대에는 50%로 주름과 탄력 저하가 뚜렷해지며, 60~70대에는 75~85%로 처짐, 얇아짐, 극도의 건조, 반점이 나타나고 기능적 피부 장벽이 붕괴됩니다.

▶ 실라놀과 혈관 건강의 상관관계

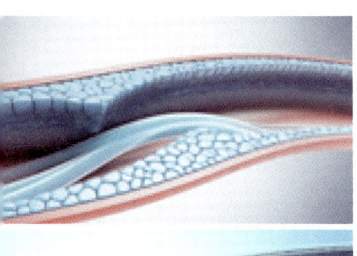

건강한 혈관 (실라놀 풍부)

실라놀 농도 : 350~450μg/g
특징 : 탄력적인 혈관벽, 원활한 혈류, 내피세포 기능 정상

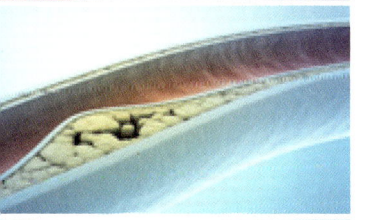

중년 혈관 (실라놀 감소)

실라놀 농도 : 150~250μg/g
특징 : 혈관 경직도 증가, 내막 두께 증가, 초기 플라크 형성

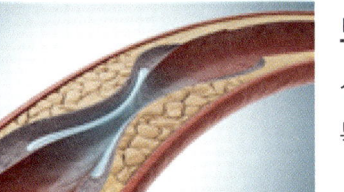

노화 혈관 (실라놀 고갈)

실라놀 농도 : 30~100μg/g
특징 : 진행성 죽상경화증
　　　 혈관 탄성 70% 상실, 심혈관 사건 고위험

실라놀과 면역 세포 기능

실라놀 결핍은 모든 주요 면역세포 유형의 기능을 현저히 감소시킵니다. T세포의 증식률은 45% 감소하여 바이러스 감염에 대한 방어력이 약화되고, 대식세포의 탐식 능력은 30% 저하되어 병원체 제거 효율이 떨어집니다.

NK세포의 암세포 제거 능력은 35% 감소하여 암 감시 기능이 약화되고, B세포의 항체 생산은 25% 저하되어 체액성 면역이 약화됩니다. 호중구의 활성산소 생성도 28% 감소하여 세균 감염에 대한 초기 방어력이 약화됩니다.

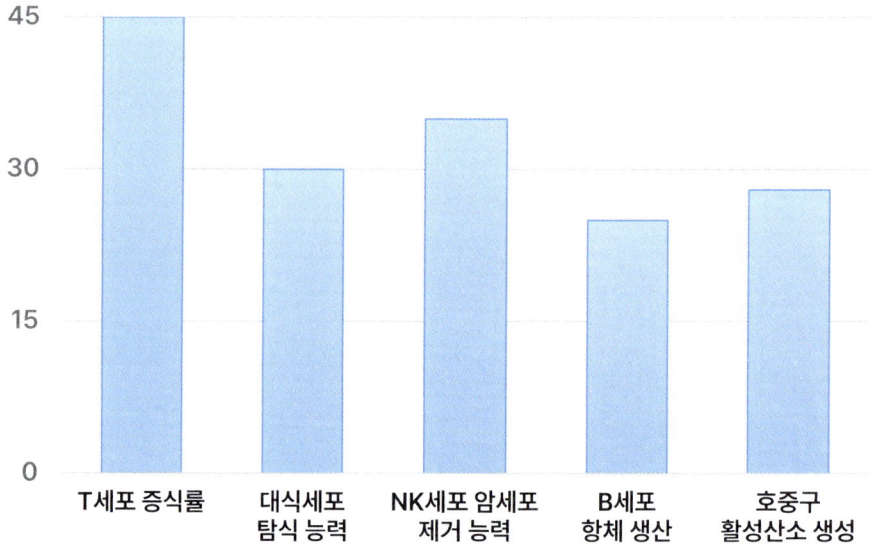

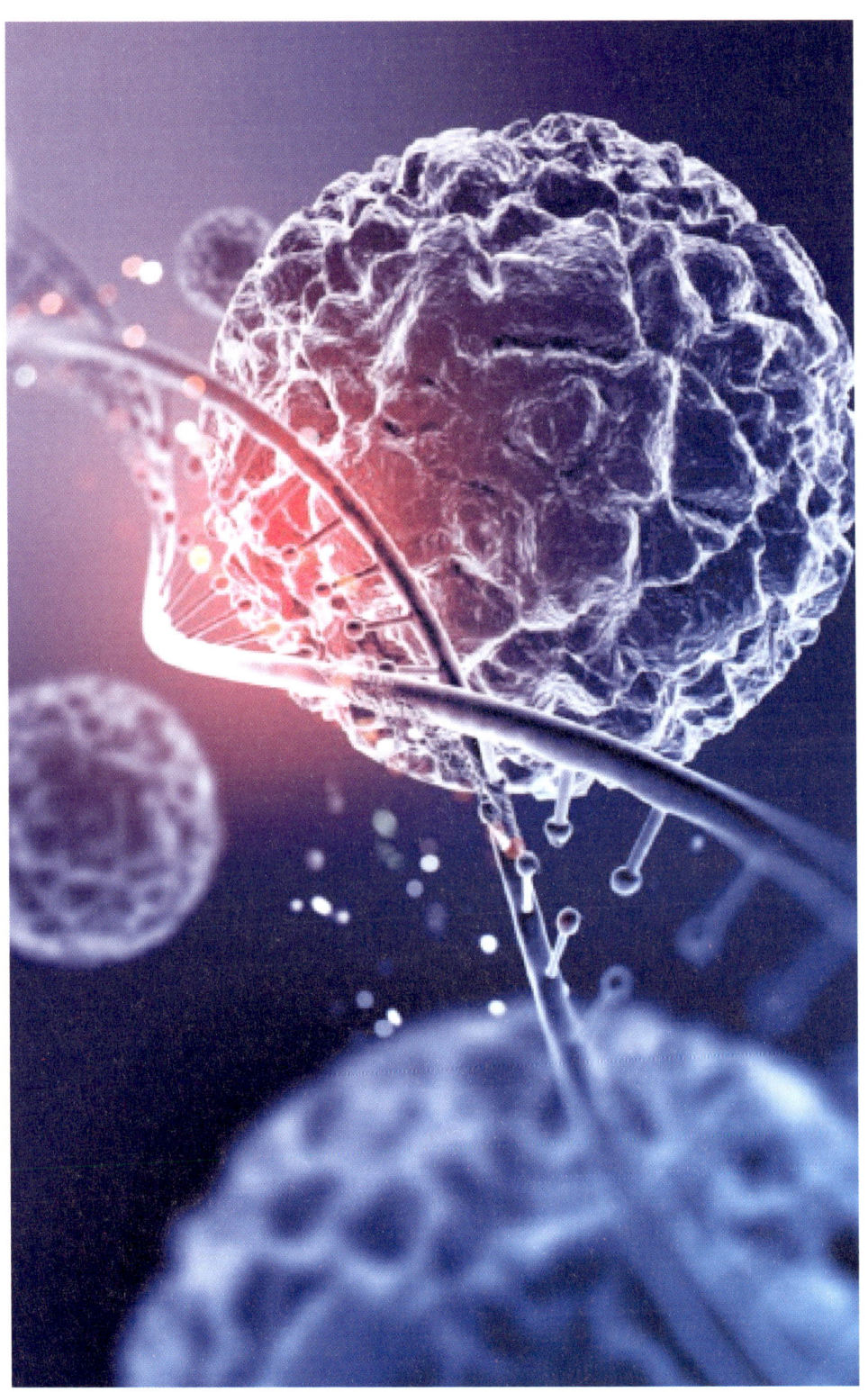

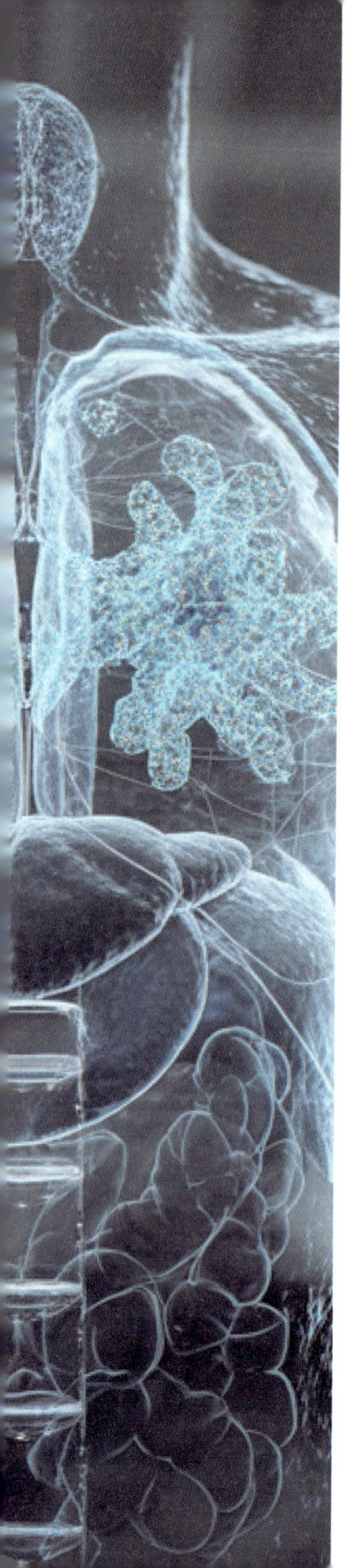

실라놀과 바이러스 감염 저항성

실라놀 결핍은 바이러스 감염에 대한 취약성을 크게 증가시킵니다. 실라놀이 부족한 사람은 인플루엔자 감염률이 2.3배 높고, COVID-19의 중증 진행률과 실라놀 농도 사이에는 강한 역상관관계(r=-0.67)가 있으며, 대상포진 재활성화 위험이 60% 증가합니다.

반면, 실라놀 보충은 인터페론 반응을 40% 향상시키고, 바이러스 복제를 억제하며, 세포 내 항바이러스 방어 메커니즘을 강화합니다. 이는 바이러스 감염에 대한 저항성을 높이고 감염 시 증상의 심각도를 줄이는 데 도움이 됩니다.

인플루엔자 감염률 증가
실라놀 결핍 시

2.3 x

COVID-19 중증도 상관계수
실라놀 농도와의 역상관관계

-0.67

대상포진 재활성화 위험 승가
실라놀 결핍 시

60 %

인터페론 반응 향상
실라놀 보충 시

40 %

실라놀 시그니처

실라놀과 혈관 건강의 상관관계

폐렴 발생률 증가

실라놀 결핍은 폐렴 발생률을 1.8배 증가시킵니다. 실라놀은 폐포 상피세포의 방어 기능을 강화하고 폐 내 항균 펩타이드 생성을 촉진하여 호흡기 세균 감염을 예방합니다.

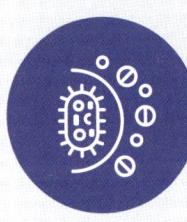

패혈증 위험 증가

패혈증 중증 환자의 85%에서 실라놀 결핍이 관찰됩니다. 실라놀은 내독소에 대한 방어 기능을 강화하고 혈관 내피세포의 무결성을 유지하여 패혈증의 진행을 억제합니다.

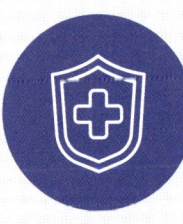

창상 감염 위험 증가

실라놀 결핍은 창상의 2차 감염 위험을 증가시킵니다. 실라놀은 상처 치유를 가속화하고 국소 면역 반응을 최적화하여 세균 침입을 방지합니다.

BACTERIAL INFECTION RESISTANCE MECHANISMS

Visulxied negunte pprellc patcrions

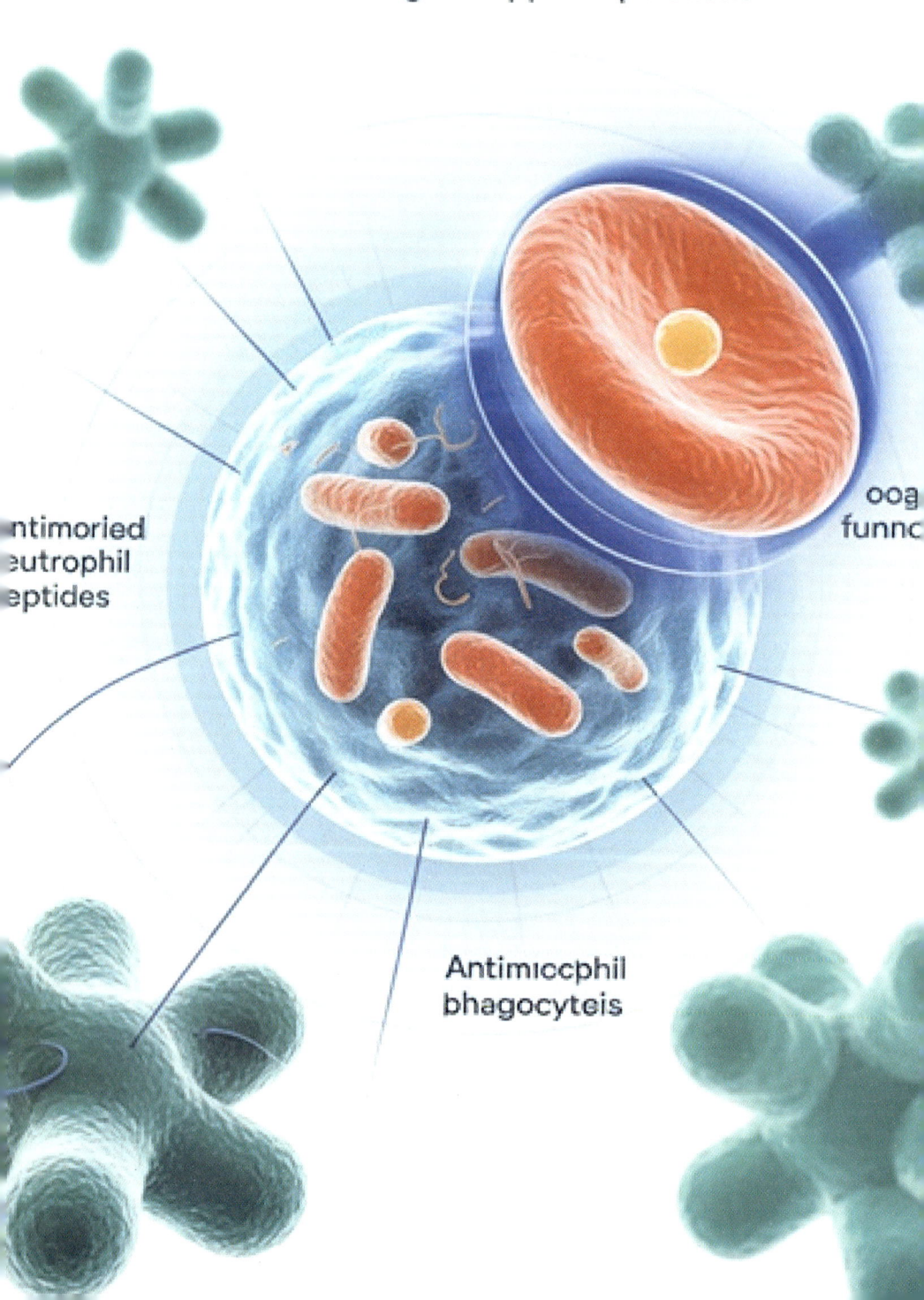

ntimoried eutrophil eptides

oog funnc

Antimiccphil bhagocyteis

실라놀 보충의 과학적 근거

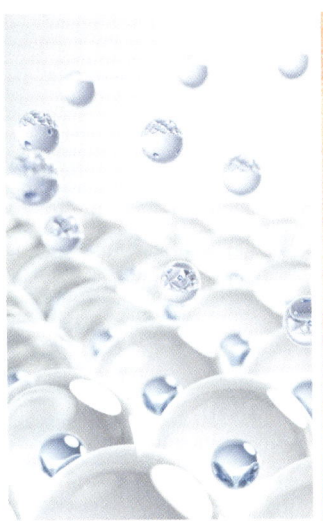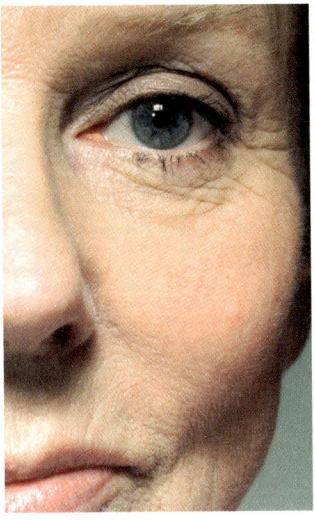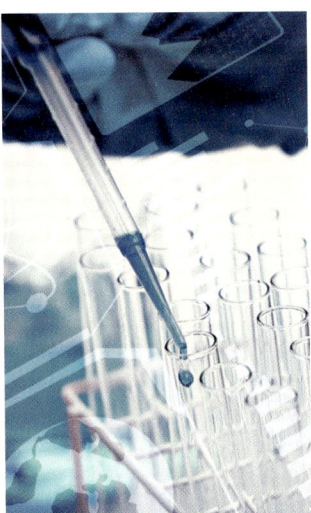

실라놀 보충의 효과는 수십 년간의 과학적 연구를 통해 입증되었습니다. Carlisle 연구 (1972~1986)는 태아 조직의 실라놀 농도가 성체의 50배에 달하며 실라놀이 발달에 필수 원소 임을 보여주었습니다. Jugdaohsingh 코호트 연구(2002)는 2,847명을 12년간 추적하여 매 10년마다 혈청 실라놀이 23% 감소함을 발견했습니다.

Nielsen 메타분석(2014)은 48편의 논문과 15,000명 이상의 데이터를 분석하여 실라놀 농도와 생물학적 나이 사이에 강한 역상관관계($r=-0.89$)가 있음을 확인했습니다. 이러한 연구들은 실라놀 보충이 노화 관련 건강 문제를 개선하는 데 효과적임을 과학적으로 뒷받침합니다.

실라놀 보충의 임상적 효과

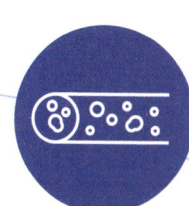

심혈관 건강

동맥 경직도 18% 개선

혈관내피 기능 23% 향상, 플라크 안정화

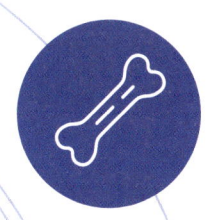

골격계 건강

골밀도 증가, 골절 위험 감소, 관절 유연성 향상

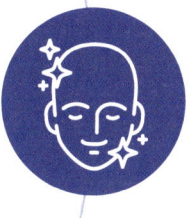

피부 건강

피부 탄력 개선, 주름 감소

상처 치유 가속화

면역 기능

감염 빈도 52% 감소, 염증 지표 개선

백신 반응 1.7배 증가

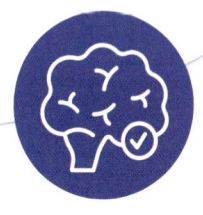

인지 기능

신경보호 효과, 기억력 개선, 신경 전달 물질 균형 유지

실라놀 보충의 프로토콜

연령대	대응 전략	복용 방법	예상 효과
20대	10~15mg/일	1회 복용	예방적 효과
30대	15~25mg/일	2회 분할	노화 지연
60대	25~40mg/일	2~3회 분할	적극적 개선
80대	40~60mg/일	3회 분할	집중 치료

실라놀 보충 프로토콜은 연령과 건강 상태에 따라 맞춤화되어야 합니다. 20~30대는 예방적 목적으로 10~15mg/일을 1회 복용하는 것이 좋고, 40~50대는 노화 지연을 위해 15~25mg/일을 2회로 나누어 복용하는 것이 효과적입니다.

60대 이상은 적극적인 개선을 위해 25~40mg/일을 2~3회로 나누어 복용하고, 특수 상황 (회복기, 수술 후, 만성 질환 등)에서는 집중 치료를 위해 40~60mg/일을 3회로 나누어 복용할 수 있습니다. 모든 경우에 흡수 최적화 방법을 함께 적용하는 것이 중요합니다.

「마지막 장, 그러나 새로운 시작」

책의 끝은 언제나 아쉬움을 남깁니다.
그러나 이 특별부록은 단순한 마무리가 아닙니다.
더 큰 시작을 알리는 신호탄입니다.

여기에 담긴 것은 저자의 수십 년 연구, 임상의 땀방울,
그리고 수많은 이들의 눈물과 희망이 어우러진 결정체입니다.

"노화는 되돌릴 수 있다."
이 말은 차가운 과학의 결론이 아니라,
당신 인생의 시계를 다시 세울 수 있다는 **희망의 선언**입니다.

책장을 덮으려는 순간, 우리는 또 다른 책장을 펼칩니다.
그 안에는 **건강한 내일, 가족의 웃음, 오래도록 이어질 사랑**이 기다리고 있습니다.

이 특별부록은 단순한 글자가 아닙니다.
당신의 삶을 새롭게 그릴 **지도(Map)**,
당신 앞의 길을 여는 **열쇠(Key)**,
그리고 당신에게 주어진 **선물(Gift)**입니다.

이제, 당신은 더 이상 단순한 독자가 아닙니다.
당신의 몸과 인생을 새롭게 조율하는 **주인공**입니다.

실라돌 더그니처

특별
섹션

혈관 건강과
실라놀

실라놀 보충의 장기적 효과

01

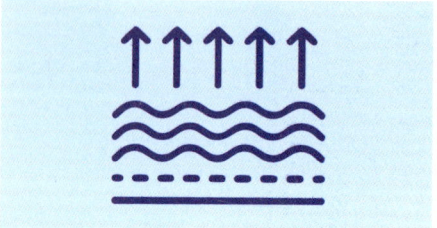

1~3개월

초기 개선 : 피부 탄력 향상, 염증 지표 감소, 에너지 수준 증가, 면역 기능 개선 시작

02

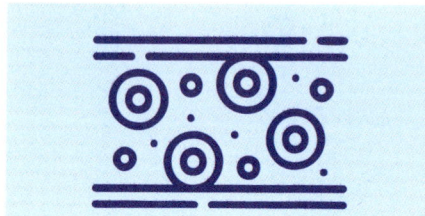

3~6개월

중기 효과 : 혈관 탄성 개선, 관절 유연성 증가, 골밀도 변화 시작, 상처 치유 속도 향상

03

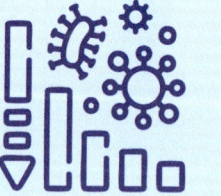

6~12개월

장기 효과 : 심혈관 지표 정상화, 골밀도 유의미한 증가, 만성 질환 위험 감소, 생물학적 나이 지표 개선

04

12개월 이상

지속적 효과 : 전반적인 건강 상태 최적화, 노화 속도 지연, 만성 질환 발병률 감소, 건강 수면 연장

▸ 실라놀 보충의 주의사항

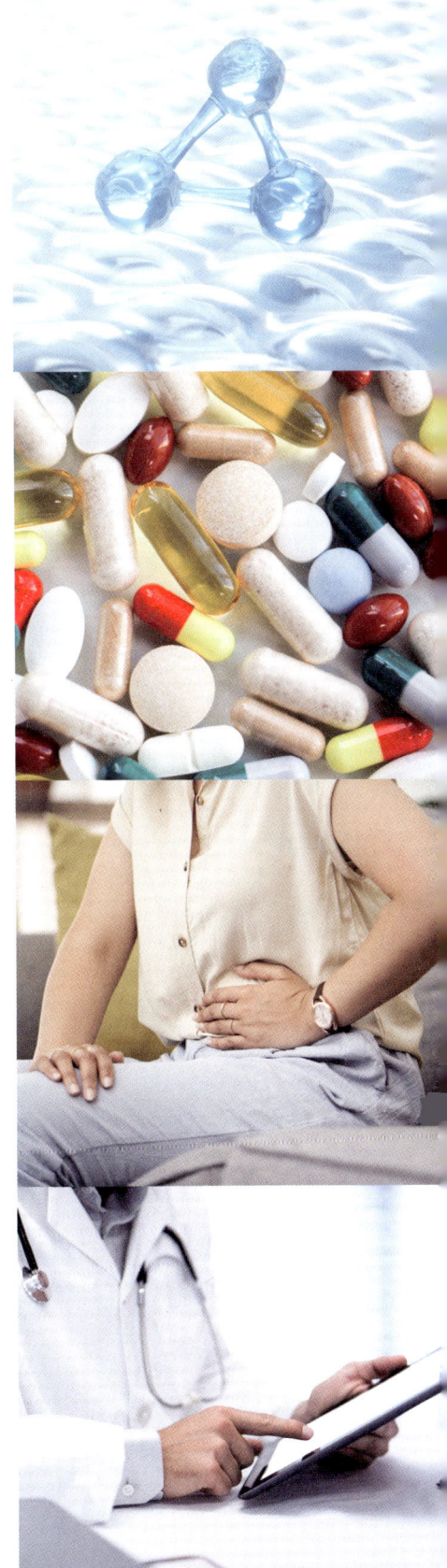

개인별 차이

실라놀 흡수율과 효과는 개인에 따라 크게 달라질 수 있습니다. 연령, 건강 상태, 유전적 요인, 장내 미생물 환경 등이 영향을 미칩니다. 개인별 맞춤 접근이 중요합니다.

약물 상호작용

일부 약물(특히 알루미늄 기반 제산제, 테트라사이클린 계열 항생제)은 실라놀 흡수를 방해할 수 있습니다. 이러한 약물과 실라놀 보충제 복용 사이에 최소 2시간의 간격을 두는 것이 좋습니다.

과량 섭취

실라놀은 일반적으로 안전하지만, 권장량을 크게 초과하는 과량 섭취는 일부 민감한 개인에게 일시적인 위장 불편감이나 두통을 유발할 수 있습니다. 권장 용량을 준수하는 것이 중요합니다.

의학적 상담

만성 질환이 있거나 처방약을 복용 중인 경우, 실라놀 보충을 시작하기 전에 의료 전문가와 상담하는 것이 좋습니다. 특히 신장 질환이 있는 경우 주의가 필요합니다.

실라놀 보충의 주의사항

개인 맞춤형 실라놀 프로토콜

유전자 분석, 대사체학, 마이크로바이옴 분석 등을 통해 개인별 최적의 실라놀 보충 전략을 개발하는 연구가 진행 중입니다. 이는 개인의 고유한 생물학적 특성에 맞춘 정밀 의학 접근법을 가능하게 할 것입니다.

나노 기술 기반 전달 시스템

나노 캡슐화, 리포좀 기술, 표적전달 시스템 등을 활용하여 실라놀의 생체이용률을 극대화하고 특정 조직으로의 전달을 최적화하는 기술이 개발되고 있습니다. 이는 실라놀 보충의 효과를 크게 향상시킬 것입니다.

실라놀 기반 질병 예방 전략

실라놀의 항노화 및 면역 조절 효과를 활용한 질병 예방 전략이 공중보건 정책에 통합될 가능성이 있습니다. 특히 고령화 사회에서 만성 질환 예방과 건강 수명 연장을 위한 중요한 도구가 될 수 있습니다.

▶ 실라놀 코드의 미래 전망

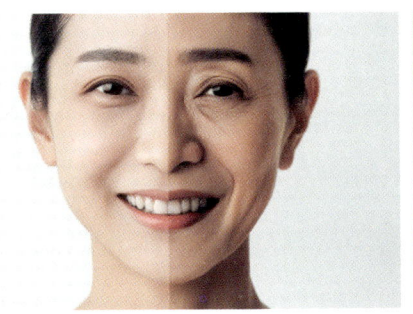

노화 과정의 재해석

실라놀 코드는 노화를 불가피한 과정이 아닌 교정 가능한 생화학적 상태로 재해석합니다. 이는 노화에 대한 우리의 이해와 접근 방식을 근본적으로 변화시킵니다.

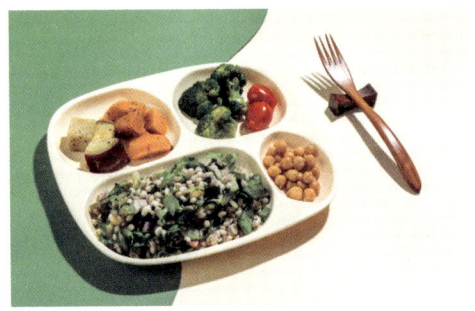

예방 중심 건강 관리

실라놀 보충은 질병이 발생한 후 치료하는 것이 아니라, 건강한 상태를 유지하고 질병을 예방하는 예방 중심 건강 관리의 핵심 요소가 될 수 있습니다.

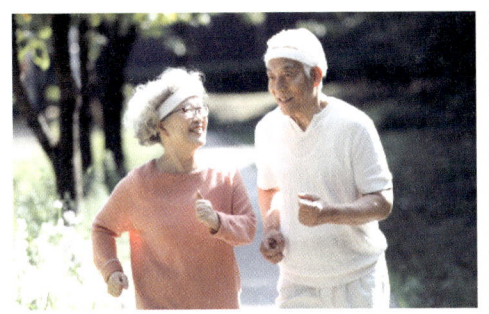

건강 수명 연장

실라놀 코드의 적용은 단순한 수명 연장이 아닌, 건강하고 활동적인 삶의 기간을 연장하는 건강 수명 증가에 기여할 수 있습니다.

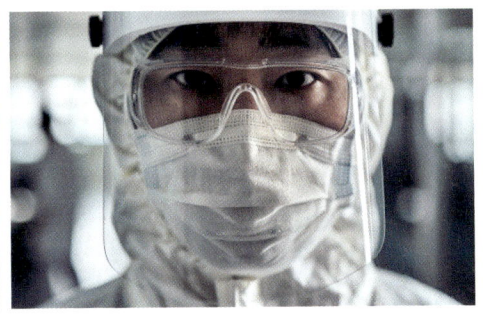

글로벌 건강 과제 해결

고령화, 만성 질환 증가, 팬데믹 위협 등 현대 사회의 주요 건강 과제에 대응하는 혁신적인 솔루션으로서 실리놀 고드가 중요한 억할을 할 수 있습니다.

실라놀 코드는 단순한 보충제를 넘어 노화와 건강에 대한 새로운 패러다임을 제시합니다. 태아기의 높은 실라놀 농도를 유지할 수 있다면, 우리는 노화의 시계를 늦추고 건강한 삶을 연장할 수 있습니다. 지속적인 연구와 혁신을 통해 실라놀 코드의 잠재력을 최대한 활용하여 더 건강하고 활력 넘치는 미래를 만들어 나갈 수 있을 것입니다.

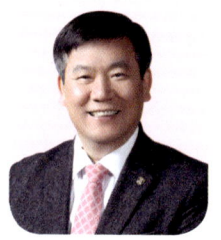

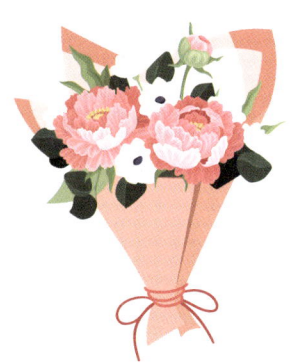

권선복 도서출판 행복에너지 대표

책을 통해 세상과 소통해 온 세월 속에서, 저는 수많은 이야기와 지혜를 세상에 펼쳐왔습니다. 하지만 성광모 저자의 『실라놀 시그니처』를 처음 받아들었을 때의 울림과 전율은 지금도 제 마음 깊숙이 남아 있습니다. 이 책은 단순한 건강 서적이 아닙니다. 우리 몸의 '세포 시계'를 되돌리고, 잃어버린 활력과 청춘을 되찾게 하는 '과학적 희망서'이자, 삶을 바꾸는 실천 지침서입니다.

저자는 태아기부터 노년기까지 인체 속 필수 미량원소 '실라놀(Si-OH)'의 변화를 치밀하게 추적합니다. 태아기에 가장 풍부했던 실라놀이 나이가 들수록 급격히 줄어들고, 그 감소가 피부의 탄력 저하, 혈관의 경직, 면역력 약화, 골밀도 감소 등 온갖 노화 현상의 근본 원인이 된다는 사실을 생생하게 보여줍니다. 마치 한 편의 인생 다큐멘터리를 보는 듯, 실라놀의 여정 속에서 우리의 생명력과 건강의 비밀이 드러납니다.

특히 '40대 이후가 골든타임'이라는 메시지는 제 마음을 크게 울렸습니다. 지금 이 순간이야말로 노화를 늦추고 건강을 지키기 위해 결단을 내려야 하는 때라는 뜻입니다. 책 속의 다양한 임상 사례와 연구 결과는 단 몇 달의 실천만으로도 혈관 탄성이 회복되고, 피부가 탱탱해지며, 면역이 강해지는 놀라운 변화를 보여줍니다. 저는 이 내용을 읽으며 제 가족과 지인의 얼굴이 하나하나 떠올랐고, 그들에게 이 책을 꼭 전해야겠다는 생각이 들었습니다.

도서출판 행복에너지는 늘 "좋은 책은 한 사람의 인생을 바꾸고, 한 가정을 살리며, 나아가 사회를 변화시킨다"는 믿음을 지켜왔습니다. 『실라놀 시그니처』는 그 믿음을 더욱 확신으로 바꿔준 책입니다. 이 책에는 연령별 실라놀 관리 전략, 흡수율을 높이는 생활 습관, 팬데믹 시대의 면역력 강화 프로토콜이 체계적으로 담겨 있습니다. 덕분에 의학 전문가뿐 아니라 일반 독자도 생활 속에서 쉽게 실천할 수 있습니다.

이 책의 가치는 개인 건강을 넘어섭니다. 헬스케어, 식품, 더마코스메틱, 바이오 산업에 새로운 아이디어를 주고, 투자자와 정책 입안자들에게는 장수 산업의 미래 방향을 제시합니다. 다시 말해, 『실라놀 시그니처』는 개인의 건강 지침이자 산업과 사회를 변화시키는 전략서입니다.

책장을 덮고 난 후 저는 이렇게 확신하게 되었습니다. "이 책을 읽은 사람은 더 이상 나이 드는 것을 당연하게 받아들이지 않을 것이다." 독자는 이 책을 통해 '노화를 늦추는 길'을 보고, '건강하게 오래 사는 법'을 손에 쥐게 될 것입니다.

도서출판 행복에너지가 이 귀한 책을 세상에 내놓을 수 있었던 것은 큰 영광입니다. 저자의 깊은 통찰과 따뜻한 시선이 독자의 삶에 새로운 빛과 에너지를 불어넣어 주길 간절히 바랍니다. 저의 바람은 단 하나입니다. 이 책이 누군가의 노화 시계를 늦추고, 사랑하는 가족과 더 많은 시간을 건강하게 함께할 수 있도록 돕는 것입니다.

『실라놀 시그니처』가 전하는 희망과 에너지가 우리의 미래를 더 건강하고 아름답게 만들어 주기를, 그리고 이 책이 한 사람의 변화를 넘어 세상의 변화를 이끄는 씨앗이 되기를 진심으로 기원합니다.

'행복에너지'의 해피 대한민국 프로젝트!

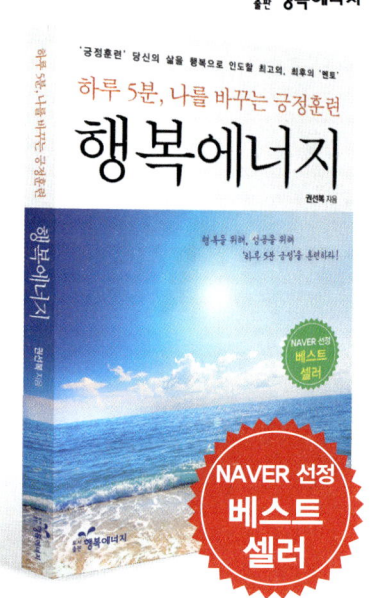

〈모교 책 보내기 운동〉 〈군부대 책 보내기 운동〉

한 권의 책은 한 사람의 인생을 바꾸는 힘을 가지고 있습니다. 한 사람의 인생이 바뀌면 한 나라의 국운이 바뀝니다. 그럼에도 불구하고 많은 학교의 도서관이 가난하며 나라를 지키는 군인들은 사회와 단절되어 자기계발을 하기 어렵습니다. 저희 행복에너지에서는 베스트셀러와 각종 기관에서 우수도서로 선정된 도서를 중심으로 〈모교 책 보내기 운동〉과 〈군부대 책 보내기 운동〉을 펼치고 있습니다. 책을 제공해 주시면 수요기관에서 감사장과 함께 기부금 영수증을 받을 수 있어 좋은 일에 따르는 적절한 세액 공제의 혜택도 뒤따르게 됩니다. 대한민국의 미래, 젊은이들에게 좋은 책을 보내주십시오. 독자 여러분의 자랑스러운 모교와 군부대에 보내진 한 권의 책은 더 크게 성장할 대한민국의 발판이 될 것입니다.

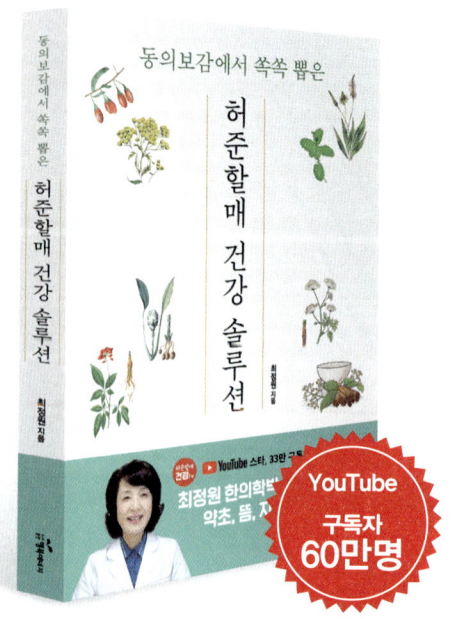

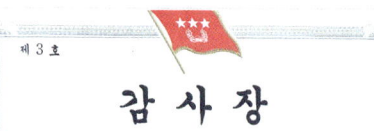

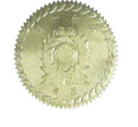

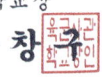